中医师承学堂

临证实录与抄方感悟

主编 高建忠 余晖

中国中医药出版社
·北京·

图书在版编目（CIP）数据

临证实录与抄方感悟 / 高建忠，余晖主编 . —北京：中国中医药出版社，2014.8（2022.6 重印）

（中医师承学堂）

ISBN 978 – 7 – 5132 – 1906 – 8

Ⅰ . ①临… Ⅱ . ①高… ②余… Ⅲ . ①中医学—临床医学—经验—中国—现代 Ⅳ . ① R249.7

中国版本图书馆 CIP 数据核字（2014）第 091828 号

中国中医药出版社出版

北京经济技术开发区科创十三街31号院二区8号楼
邮政编码　100176
传　真　010-64405721
河北省武强县画业有限责任公司印刷
各地新华书店经销

开本 710×1000　1/16　印张 18　字数 232 千字
2014 年 8 月第 1 版　2022 年 6 月第 5 次印刷
书　号　ISBN 978 – 7 – 5132 – 1906 – 8

定价　55.00 元
网址　www.cptcm.com

服 务 热 线　010-64405510
购 书 热 线　010-89535836
维 权 打 假　010-64405753

微信服务号　zgzyycbs
微商城网址　https://kdt.im/LIdUGr
官方微博　http://e.weibo.com/cptcm
天猫旗舰店网址　https://zgzyycbs.tmall.com

如有印装质量问题请与本社出版部联系（010-64405510）
版权专有　侵权必究

《临证实录与抄方感悟》
编委会

主　编　高建忠　余　晖
副主编　裴晋云　冯文全　徐春丽
编　委　周一民　孟　伟　张丽芳
　　　　　　夏津滨　赵　军　郭源慧
　　　　　　白建宏　吕小琴

重视中医传承
（序）

中医的传承既是一个老话题，也是一个新命题。之所以说它是个老话题，在于它是中医发展的内在动力，在中医药事业发展中具有重要的地位和作用。关于这一点，国医大师颜德馨也谈到，中医的传承是关乎中医生死存亡的大事，是中医能否延续和发展壮大的根本，是中医药事业的生命线。说它是个新命题，是因为在当前中医药发展面临许多新情况、新问题的形势下，如何保持和发扬中医药的特色和优势又成了一个必须由中医药工作者迫切回答的新问题。

推动中医药事业的科学发展，队伍是基础，人才是关键。在中医药的人才培养方面，大家都紧紧盯住了两点。一方面是抓医生，从20世纪90年代以后陆续开展的全国名老中医药专家学术经验继承工作到今天的各种中医优秀临床人才研修项目，既较好地总结了老一辈中医药大家、名家的学术经验，又培养了一大批能够坚持中医特色、能够继承创新的真中医、铁杆中医、名中医。另一方面是抓学生，遵循中医药人才的成长规律，积极探索现有中医药人才培养模式的改革，旨在培养能够适应中医药发展的人才。而在这两点上，无一例外地都把传承作为关键要素和重点突破。

在我们看来，做好中医的传承工作，一要有好的老师，为学生传道授业、树立榜样、指引方向。二要有好的学生，爱中医、信中医、扬中医。关键还要有好的培养模式。近年来，我们一直在思考，如何把传承纳入到今天的院校教育中，找准院校教育与师承教育的最佳结合点。有鉴于此，我们山西中医学院遵循中医药人才成长规律，大胆开展了教学改革，将传承教育更多地纳入到人才培养的整体框架中，设置了基础理论学习拜名师、专业课程学习拜名医的改革环节，并积极付诸于实践。同时，我们还积极鼓励青年中医拜师求学、跟师研修。

纵观我校青年中医高建忠的成才历程，他始终把传承作为使命和责任，走出一条青年中医奋发成才的新路子，为广大在校学子树立了榜样、做出了示范。他熟读仲景之书，勤思东垣之法，学经典而明医理，遵古法而尚创新，重传承而勤临证，身体力行"熟读王叔和，不如临证多"。不仅自己求道于名师冯世纶，侍诊抄方、思辨中医，更积极参与到中医人才的培养，作为一名"学生导师"言传身教，教授中医理法方药之大纲，学生所撰临证心得屡屡见诸于报端。

本书是高建忠跟名师和带学生的临证实录，他用一个个生动的案例，抽丝剥茧辨病证，圆机活法用经方，详解了中医治病明经、别脉、识证、处方的根本法则，既是他跟名师、谈治学的临床心悟，也是他带学生、传薪火的真实记录，更是我校教学改革学生早临床、多临床的生动写照。

欣然为序！

山西中医学院党委书记、博士生导师
张俊龙
2014年4月5日

做一个"富有"的人
（自序）

我经常对我的学生说："要做一个'富有'的人！"

我说的"富有"，主要指精神层面上的富有。

学有专长，心无旁骛，每天醉心于自己的学问之中，再加上老师的关爱、学生的爱戴、患者的敬重，这还算不上"富有"吗？

我喜欢中医，喜欢诊室，喜欢讲台。我完全把自己的生活置于"中医"之中，并为之幸福。

2004年我在《中国中医药报》上读到冯世纶老师关于论述张仲景如何写成《伤寒杂病论》的文章，被其中六经来自八纲的观点所吸引。后读及冯世纶老师主编的《中医临床家胡希恕》一书，被其中"治哮喘不用麻黄，却独崇大柴胡汤""哮喘病发虽在肺，痰饮瘀血为主因""哮喘治疗效卓著，辨方证上下工夫"等论点所折服，于是决意拜师学艺。在众人的关爱和帮助下，2010年终于遂愿，与余晖同拜冯世纶老师门下，侍诊抄方。白天抄方，晚上读书，与同门切磋，和老师问难。为了整理跟师所得，与余晖合力整理了老师的20则医案，在《中国中医药报》上连续载出（即书中上篇前20章，有改动）。

应该说，冯世纶老师的临证体系和我先前的临证体系完全不同，而这并不影响我跟老师的学习。老师先辨六经，继辨方证，几乎非经方不用，这在中医临床界是独树一帜的。在2012年出版的《中日韩经方论坛》一书中，我曾把老师和我的学术观点作了粗浅的整理，分别使用的标题是:《传承经方本真，完善方证对应》《明辨外感内伤，拓展经方应用》。

下篇是跟我抄方的学生们写出来的一部分片言只语，本不足以示人，汇集在此，一以留作纪念，一以借鉴后学。这些"孩子们"

勤学善思，部分已在工作岗位上干得较为出色。在这里，我把他（她）们的班级和单位罗列于下（学校都是山西中医学院）：

余晖，2003级传统中医班学生，现工作于北京中医药大学东直门医院东区皮肤科。

冯文全，2003级中医1班学生，现工作于北京同仁堂山西连锁药店医馆中心。

徐春丽，2003级传统中医班学生，现工作于南京市中西医结合医院。

周一民，2004级传统中医班学生，现工作于丹阳市中医院呼吸科。

孟伟，2004级传统中医班学生，现工作于山东中医药大学附属医院耳鼻喉科。

张丽芳，2005级针推班学生，硕士毕业后待业。

夏津滨，2007级中医传统班学生，现中国中医科学院在读硕士研究生。

裴晋云，2009级中西医结合临床3班学生，在读。

赵军，2009级中医传统班学生，在读。

郭源慧，2010级中医传统班学生，在读。

吕小琴，2010级中医传统班学生，在读。

白建宏，现工作于山西古县古阳镇卫生院。

中医需要实实在在的临证传承。中医的生存、传播、光大，必须依赖于一个个好的临床医生。每一个服务于一方的好中医，有如中医传播的一个火种。我告诉跟我学习的这些"孩子们"："做一个让病人口口相传的好中医！"

在中医这条路上，我会继续学习、进步，我也会持续传道、授业。我也希望我的这些学生们有如我一样学习、进步、传道、授业。

高建忠
2015年12月

目 录

师承学堂实录上篇——跟师冯世纶抄方 ……… 1

方证对应治愈高烧4年体会 ……… 2
抽丝剥茧辨方证 ……… 6
鼻炎因于外邪里饮 ……… 11
痹痛因于厥阴太阴合病 ……… 14
耳鸣因于少阳阳明合病 ……… 18
从少阳太阴治疗心下痞 ……… 21
久咳常见太阳太阴合病 ……… 23
太阳病不宜误补 ……… 26
面痛因于太阳少阳合病 ……… 29
面瘫因于少阳阳明合病 ……… 33
淋证因于太阴阳明合病 ……… 37
口疮屡见厥阴病 ……… 40
尿频因于太阳太阴合病 ……… 43
偏痛多属寒凝瘀滞 ……… 46
水疝因于太阳太阴阳明合病 ……… 50
郁证病在三阳 ……… 53
郁证也见少阴病 ……… 57
经方治疗"外邪里饮" ……… 60
经方治疗"内分泌失调" ……… 64

经方治疗紫癜性肾炎 67
中医需要重视理论建设——兼答李彦坤医师所问 70
临证谈方证对应 74
经典的作用在于熏陶 77
跟冯世纶老师学习体会 80
临证对"有汗用桂枝"的体会 87

师承学堂实录下篇——跟师高建忠抄方 95

治病当循表里先后 96
平淡之中见神奇 99
圆机活法用经方 100
师经方法用时方药——辛凉宣肺疗乳蛾 102
推理辨证治舌痛 104
高建忠治疗牙痛、舌痛案例一则 107
高建忠治疗小产后案例一则 110
小柴胡汤疏利三焦之用 113
辛凉解表法治寒温感冒 116
经方治疗发热验案2则 118
运用脏腑辨证法治带状疱疹 120
急性化脓性扁桃体炎医案一则 122
药疹验案一则 124
消食化痰降血脂 126
思考一则咳嗽病案 128
咳嗽也需治郁 130
高建忠运用小青龙汤治疗咳嗽的经验 132
眉毛脱落病案一则 135
平胃散与和胃饮 137
癫狂梦醒汤治疗失眠 139

目 录

运用癫狂梦醒汤治疗湿疹的体会 …… 141

真武汤治疗肾癌术后癃闭一例 …… 145

经方治疗胃溃疡 …… 149

脾虚便秘验案一则 …… 151

温胆汤临证体悟 …… 152

思考甘姜苓术汤 …… 155

泻黄散可以这样用 …… 159

治病之道宛若魔方之理 …… 162

轻灵几味药却可疗重疾 …… 165

治人而非治病 …… 167

方以载法学方学法 …… 170

通关者上下顺而致平和 …… 172

学中医当不拘于形 …… 175

桂枝为五苓散之灵魂 …… 177

察苔随想 …… 179

用药需辨体质 …… 181

小儿之病治以和法 …… 183

当归四逆汤方着眼于生散阳气 …… 186

以平药与之不能开其壅塞 …… 190

辨证论治不是中医治疗的全部 …… 193

专病不妨加用专药 …… 196

伤寒温病,因发知受 …… 198

湿热证治各有别 …… 201

由黄土汤引起的思考 …… 203

上焦得通则人身安健 …… 206

阳结阳明,汗食为辨 …… 209

回护其虚,务必存津液 …… 211

附篇 ·· 213

    高建忠谈温病 ·· 214

    对咳嗽的认识和治疗 ··· 233

    对哮病的认识和治疗 ··· 246

    对胃痛的认识和治疗 ··· 254

    天道酬勤（跋一）·· 270

    授人以鱼，不如授人以渔（跋二）································· 272

师承学堂实录上篇
——跟师冯世纶抄方

冯世纶老师师承胡希恕先生,以八纲解读六经,临证先辨六经,继辨方证,在经方界独树一帜。笔者与余晖在2010年跟师抄方,抄方之余思考、切磋,写成前20篇,旨在与老师在临证思维上的沟通。后5篇是笔者跟师后在临证中的思考。

高建忠

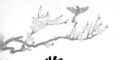

方证对应治愈高烧 4 年体会

笔者临证喜用经方，但总感不悟经方真谛。久仰慕进而拜入当代经方大家冯世纶先生门下，日日侍诊于侧。老师先辨六经，继辨方证，诊治处方，井然不紊。近治一 4 岁男孩，反复高烧 4 年，使用经方 4 剂而愈，经方的魅力得到淋漓体现。原案实录，供同道参阅。

案例

李某，男，4 岁。2010 年 3 月 6 日初诊。

患儿自出生 10 月左右开始反复发热，经多方中、西药物治疗，但一直未能控制高烧。为了给孩子治病，全家由农村搬到北京居住。家长苦诉："隔三五天就发烧，可以没有任何原因。一发病就是高烧，又特别难以控制。"经多家三甲医院门诊及住院检查，仍考虑呼吸道炎症性病变。昨晚无明显诱因，患儿又出现发热，体温 38.6℃，自服"退热药"汗出热退，今晨体温又上升至 39.6℃，遂慕名就诊于冯老门诊。诊见：发热，鼻塞，流涕，四逆。舌尖红，舌苔白，脉浮紧数。

辨六经属太阳、阳明合病，辨方证属大青龙加薏苡败酱石膏汤证。

用大青龙汤"解太阳表，清阳明里热，并祛在表之水湿"，合用薏苡附子败酱散去附子"清热、排脓、消肿（鼻流浊涕）"。

处方：生麻黄 18g，桂枝 10g，炒杏仁 10g，炙甘草 6g，桔梗 10g，生薏苡仁 18g，败酱草 18g，生石膏 45g，生姜 15g，大枣 4 枚。1 剂，水煎服。

嘱当晚先服四分之一量，温服后盖棉被，使其见微汗。如汗出后，停后服。如无汗，继服四分之一量。停用其他药物。

2010年3月8日二诊：上方第1次服药后未见汗，但小便增多，体温有所下降（仍然39.4℃）。继服第2次、第3次皆未见汗，于是其父第四次给患儿服下剩下的四分之一，即一剂药服尽，午夜汗出，体温恢复正常。患儿安睡，次日白天玩耍如常。至晚上体温又开始上升，达38.8℃，未服退热药，今日来诊。诊见：发热，咽干，口干欲饮水，纳食减少，大便尚调，鼻流浊涕，精神欠佳。舌质红，口唇红如妆，舌苔白，脉细滑数。

据冯老师经验，"外感表解而热不退"多现小柴胡加生石膏汤方证。

辨六经属少阳、阳明合病，辨方证属小柴胡加石膏汤证。

精确而言，用小柴胡加生石膏加桔梗汤（实即小柴胡加生石膏汤合小柴胡加桔梗汤）。

处方：柴胡24g，黄芩10g，清半夏15g，党参10g，桔梗10g，炙甘草6g，生石膏60g，生姜15g，大枣4枚。1剂，水煎服。服法同前。

2010年3月10日三诊：服药后仍有发热，但只用中药，不需用退热药即能控制。发热前有恶寒，精神明显好转，纳食尚可，鼻流浊涕。舌苔转黄，脉浮弦数。

辨六经属三阳合病，辨方证属柴胡桂枝汤合白虎汤证。

因里热重，生石膏"若不大量用则无效"，故用至100g。

桂枝汤"既是发汗解热汤剂，又是安中养液调和营卫之方"，"本方药力微薄平稳，既非大热，又非大汗之药，合理应用桂枝汤是一种养胃增液的发汗、止汗法，是驱邪不伤人的"。笔者认为：面对连续病理性发热、药物性发汗后的患儿，这种用药法是弥足可贵的。

处方：柴胡24g，黄芩12g，清半夏15g，炙甘草6g，桂枝10g，生白芍10g，生石膏100g，知母12g，生山药10g，党参

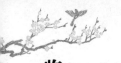

10g，桔梗10g。1剂，水煎服。

2010年3月11日四诊：昨晚服药后汗出，热退，今日已无发热，精神好，纳食尚好，大便调。仍有鼻塞、口干。舌苔白，脉浮紧数。

辨六经属太阳、阴明合病，辨方证属麻黄杏仁薏苡甘草汤证。

所用麻黄杏仁薏苡甘草汤加败酱草，取其发越湿气、清利阳明为治。

处方：生麻黄10g，生薏苡仁30g，炒杏仁10g，炙甘草6g，败酱草30g。1剂，水煎服。

药后诸症悉退，痊愈。

体会

本患儿反复高烧4年，实属罕见。用经方短期能治愈，体现了经方六经辨证及辨方证的科学性。四诊而愈，实属不易。体会多多，今述一二。

1. 认识治病须先辨六经，继辨方证

发热本属常见病证，中医治疗每每应手而效。但临证不乏难治者，常使医者恨无良方、效方可用。本案患儿百药遍施，且从治疗过程中可以看出，确属难治者。四诊而愈，诚属不易。

从辨六经来看，本案始终以阳明病为主，外合太阳、少阳。在冯老的六经辨证思维中，大青龙汤证、麻黄杏仁薏苡甘草汤证属"太阳阳明病方证"，薏苡附子败酱散证、白虎汤证属"正阳阳明病方证"（上述引文出自冯世纶老师主编的《解读张仲景医学》一书）。

2. 认识方证对应的科学性内涵

本患儿高烧反复发作近4年，其原因与治疗不当不无关系。滥用抗生素甚至激素自是原因之一，而中药药不对证，过用清热解毒及发汗退热，也是原因之一。本次治疗，冯老先辨六经，继辨方证，方药对证，因而能使病变速愈。冯老临证非常强调对方证对应的认识，指出对方证对应的认识，不但要仔细品读《伤寒论》的条文，更重要的是在临床中不断总结经验。《伤寒论》"随证治之"即教导后学者要做到方证对应，证药对应。不但是证与方对应，更强调证与药对应；不但是药味的对应，更重要的是药量的对应。

本患儿所用大青龙汤，麻黄用18g，本是成人用量，为了便于掌握，嘱其服四分之一，见汗即"止后服"。但该患儿服了四分之三仍不能汗出热退，而服下全剂，方见汗出。也就是说，麻黄18g是他的适应量，18g才达到方证对应。不是每个人、甚至成人都用到18g，是要看具体的证。

这一用药规律法则，不但见于各方证，更详见于每方后药物的煎服法。如桂枝汤煎服法："以水七升，微火煮取三升，去滓，适寒温，服一升……若一服汗出病瘥，停后服，不必尽剂；若不汗，更服，依前法；又不汗，后服小促其间，半日许令三服尽。若病重者，一日一夜服，周时观之，服一剂尽，病证犹在者，更作服；若汗不出，乃服至二三剂。"冯老临证，特别强调经方服药这一原则。患儿来北京后，也曾找过不少名医治疗，开始亦见效，后来就不见效。其中原因之一，一次门诊开七剂药，服一剂药，证已变，再服是药，药已不对证，不但无效，反而有害。冯老遵照经方用药原则，每诊处一方一剂，方随证转，随证治之，务在做到方证对应、证药对应，这是使病愈的重要原因。

值得一提的是，本案患儿年仅4岁，久病，连续发热，大剂汗法、清法，治疗过程中并没有出现明显的饮食异常和精神异常，热退后身体状况同步复原，这与方证相合、组方合理是分不开的。

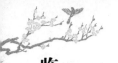

抽丝剥茧辨方证

案例

陈某，男，76岁。2010年3月10日初诊。

多年来失眠、腹胀，伴见纳差、时有心慌、发际生疮（湿疹）、口不干、有口苦、大便干。舌苔黄腻，脉大。

以失眠、腹胀为最主要症状。

腹胀、纳差，脉不浮、不弦，苔腻，提示病位在里。

结合便干、口苦，似有阳明之嫌，但口不干、脉不实（脉大），提示此腹胀属太阴。在太阴方证中，外台茯苓饮方证与本案较合，冯老在《中国汤液经方》一书中指出："本方治心下痞硬、逆满、食欲不振确有验，加半夏增橘皮用量尤良。"

失眠，伴见心慌、口苦、便干、苔黄，似有少阳半表半里之嫌，但脉不弦，结合腹胀属里，仍辨为阳明里证，属治疗虚烦心悸不得眠的黄连阿胶汤方证（主症为失眠伴心慌，脉不见弦，故不辨为大柴胡汤证）。

辨六经属太阴、阳明合病，辨方证属黄连阿胶汤合外台茯苓饮方证。

处方：黄连6g，阿胶珠10g，清半夏15g，党参10g，陈皮30g，枳实10g，茯苓12g，焦白术10g，黄芩6g，炮姜6g，三七粉（分冲）2g。7剂，水煎服。

2010年3月17日二诊：纳食、睡眠有所好转，腹胀减轻，心悸、心慌明显。舌苔白腻，脉细结。

本诊以心悸为突出症状，结合脉细结，以及患者高龄体衰，辨为厥阴炙甘草汤方证（冯老早年将炙甘草汤方证列入里虚寒之太阴病，近年随着临证体会、思考，认为炙甘草汤方证当属寒热错杂之厥阴病）。

辨六经属厥阴病，辨方证属炙甘草汤方证。

处方：炙甘草 12g，党参 12g，麦冬 15g，生地 15g，麻子仁 10g，桂枝 15g，阿胶珠 10g，茯苓 15g，生姜 15g，大枣 4 枚。7 剂，水煎服。

2010 年 3 月 24 日三诊：心悸减轻，纳食尚可，腹胀不明显，大便偏溏，口微干，不苦，发际湿疮此起彼伏。舌苔白腻，脉细结。

本诊以发际湿疮为显，考虑病在太阳，结合失眠、腹胀，辨为外寒内饮的桂枝甘草龙骨牡蛎汤方证，同时合用治疗疮痈属太阴的赤小豆当归散及疮疡属阳明的附子薏苡败酱散。

本诊辨证用方最难、最杂，前两诊为其作了一定的铺垫。

综合而言，辨六经属太阳、阳明、太阴合病，辨方证属桂枝甘草龙骨牡蛎汤合黄连阿胶汤合薏苡附子败酱散合赤小豆当归散方证。

处方：黄连 6g，阿胶珠 10g，莲子心 3g，生薏苡仁 18g，败酱草 18g，桂枝 15g，炙甘草 6g，生龙、牡各 15g，连翘 12g，赤小豆 15g，当归 10g，茯苓 12g。7 剂，水煎服。

2010 年 3 月 31 日四诊：发际湿疮明显减轻，睡眠进一步好转，大便偏溏。

用方加强温补太阴之力，上方去茯苓，加炮姜 6g、党参 10g。7 剂，水煎服。

2010 年 4 月 7 日五诊：患者说："这几天是我两年来身体最好的状态。"发际湿疮基本消退，纳食较好，脘腹无明显不适，精神较好，睡眠尚欠佳，大便不爽，口微干。舌苔白，脉沉弦滑。

辨六经属太阳、阳明、太阴合病，辨方证属桂枝甘草龙骨牡蛎汤合黄连阿胶汤合外台茯苓饮方证。

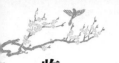

处方：桂枝10g，炙甘草6g，生龙、牡各15g，黄连6g，黄芩6g，阿胶珠10g，莲子心3g，党参10g，陈皮30g，炮姜6g，清半夏15g，生姜15g，大枣4枚。7剂，水煎服。

2010年4月14日六诊：睡眠渐好，余无明显不适。苔白，脉沉弦滑。

辨六经属太阳、阳明、太阴合病，辨方证属桂枝甘草龙骨牡蛎汤合黄连阿胶汤方证。

处方：黄连3g，黄芩6g，阿胶珠10g，桂枝15g，炙甘草6g，生龙、牡各15g，远志10g，菖蒲10g，茯苓15g，莲子心3g，陈皮30g。7剂，水煎服。嘱药后无明显不适即可停药，停药后怡情养生。

四诊、五诊、六诊基本是前三诊基础上的调整。

体会

本案患者高龄久病，病情较为复杂。前后六诊，服药42剂，医患配合良好，疗效极为明显。整理本案，体会如下。

1. 关于六经病的传经

传统解读《伤寒论》"传经"，即邪气由某经进入另一经，是一个很重要的概念，有"循经传""越经传""表里传"等诸多概念。对于病情单纯者，这种传经理论似也符合临床。但是，对于部分病情较复杂者，若拘守"传经"之说，经常有牵强之感。

如本案中，病涉太阳、阳明、太阴、厥阴四病，一诊为太阴、阳明合病，二诊为厥阴病，三诊为太阳、阳明、太阴合病等，很难用传经理论去解释。冯老指出，"六经"本不是"经"，不能用"经络"、"脏腑"概念去理解，也就绝不存在"传经"之说。临证辨六经是依据人体患病后所反映出来的症状特点来进行的，即使是今日太阳，明日太阴，后日又复太阳，只要明确辨出，就是客观存在，没必要用过多的"理"去推测可能不可能。

关于这一点，实际上涉及"六经实质"这一问题。冯老在《解读张仲景医学》一书中引用经方大师胡希恕先生的一段话来阐明六经实质："基于八纲的说明，则所谓表、里、半表半里三者，均属病位的反映；则所谓阴、阳、寒、热、虚、实六者，均属病情的反映。临床实践说明，病情必反映于病位，而病位亦必因有病情的反应而反应，故无病情则亦无病位，无病位则亦无病情，以是则所谓表、里、半表半里等证，同时都必伴有或阴、或阳、或寒、或热、或虚、或实的为证反应。同理则所谓阴、阳、寒、热、虚、实等证，同时亦都必伴有或表、或里、或半表半里的为证反应。由于寒、热、虚、实从属于阴阳，无论表、里、或半表半里的病位上，均亦有阴阳两类不同的为证反应，这样三个病位，两种病情，则证为六，亦即所谓六经者是也。"

2. 关于复杂方证的辨别

以表、里、半表半里定病位，以阴、阳、寒、热、虚、实分病性，由此辨出六经，进而辨出方证，这就是临证中的辨证论治。《胡希恕讲伤寒杂病论》一书中指出："中医治病有无疗效，其主要关键就是在于方证是否辨得正确。"同时也指出："不过方证之辨，不似六经八纲简而易知，势须于各方的具体证治细观而熟记之。"可见，辨证论治中最重要、同时也是最有难度的在于辨方证。而对于久病、杂病来说，方证往往并非单一，对这类复杂方证的辨别就更是不易了。

以六经提纲证为基础，结合具体症状表现，先辨六经，继辨方证，此为常。而在复杂方证的辨别中，必须知常达变，因为方证复合，常常使每一方证都不表现为常态。同时，影响患病的很多因素也会影响到具体方证常态的表现。如冯老在《解读张仲景医学》一书中指出："仲景治病，所谓辨证论治，重在辨八纲、六经，但影响人体患病的还有很多因素，如气血、饮食、瘀血、痰饮、水湿等，

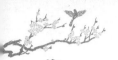

因此，还须辨气血、瘀血、痰饮、水湿等，这种辨证论治思想，详细地体现在辨方证中。"

如本案中，若根据六经提纲证衡量，似乎六经病的辨别都不典型。而具体到每一方证的辨别，也多有"捕风捉影"之嫌。之所以出现这种情况，是由于六经病的复合、方证的复合等多种因素的彼此影响而成。而真实的临证辨证论治，也往往如是。

综观本案，病涉四经，方证复合多变，六诊处方极尽变化，但每诊皆效，终收全功。方证辨证的规范性、灵活性、有效性，在本案中得到淋漓体现。

鼻炎因于外邪里饮

案例

李某，女，62岁。2010年3月24日初诊。

患过敏性鼻炎10余年，全年性，每日发作性目痒、鼻痒、喷嚏、流清涕。伴见面热，尿频，夜尿2～3次，大便干。每日口服"扑尔敏"3片以缓解症状。舌苔白，脉沉细滑。

考虑目痒、鼻痒、喷嚏属太阳，故用荆芥、防风、白蒺藜合桂枝以开太阳之表。

着眼于尿频，取用治疗外邪里饮的五苓散方合利湿活血的赤小豆当归散方。

辨六经属外邪里饮化热之太阳、太阴、阳明合病，辨方证属五苓散合赤小豆当归散方证。

处方：桂枝10g，茯苓12g，猪苓10g，泽泻18g，生白术18g，赤小豆15g，当归10g，荆芥10g，防风10g，白蒺藜12g。7剂，水煎服。

2010年3月31日二诊：尿频、大便干明显好转，鼻痒、喷嚏缓解不明显，下午5时左右仍有面热，口中和，舌苔白，脉弦细。

尿频、便干好转，提示上方治里饮取效，但鼻痒、喷嚏不解，提示开太阳不力，遂改用麻黄汤开太阳之表，加苍术、半夏治里饮。

午后面热考虑有阳明证，故加用薏苡仁、败酱草、生石膏以清阳明。

综合而言，辨六经属太阳、阳明、太阴合病，辨方证属麻黄加术汤合薏苡败酱散方证。

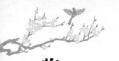

处方：麻黄10g，桂枝10g，炒杏仁10g，炙甘草6g，生薏苡仁18g，败酱草18g，桔梗10g，生石膏45g，苍术15g，清半夏15g。7剂，水煎服。

2010年4月7日三诊：鼻痒、喷嚏明显好转，每日口服"扑尔敏"1片即可。午后面热已，大便正常，口中和。但尿频又复明显，夜尿4次。舌苔白，脉沉细滑。

鼻痒、喷嚏减轻，提示开太阳效佳。

面热已，提示清阳明得效。

但尿频加重，提示里饮较甚，故转方以初诊方加减治里饮为主。

3月24日方去白术、白蒺藜，加苍术15g，生薏苡仁18g，桔梗10g，清半夏15g。7剂，水煎服。

2010年4月12日四诊：尿频不明显，夜尿1～2次。已停服"扑尔敏"，尚有鼻塞、喷嚏。舌苔白，脉沉细。

尿频已，提示治里饮取效。

又转方以二诊方加大剂温化里饮之细辛，开表治饮并重。

3月31日方加细辛15g。7剂，水煎服。

药后无明显不适，停药。

体会

过敏性鼻炎属中医"鼻鼽"范畴，为临床常见病、多发病。该病的发生与患者体质和所处环境有关。对该病的治疗，西医至今缺乏特异性手段，中医治疗也往往得失参半。本案患者经前后四诊，服药28剂，取得短期效果，确属不易。

纵观本案治疗，一、三诊和二、四诊处方用药似乎出入很大，但始终围绕一条主线，即"外邪里饮"。方药几经转折，但始终不离"开表治里"。

1. 关于麻黄加术汤

麻黄加术汤,《金匮要略》中本治"湿家身烦疼"。本案中冯老移用治疗外寒里饮,以麻黄汤解表治外寒,以苍术(配麻黄)利小便治里饮。本方原方术为白术,《胡希恕讲伤寒杂病论》中指出:"此处以苍术为当。"同时指出:"人体水液外出最主要的途径有二:汗与小便,方中苍术可利小便,小便多则汗少,故为一小发汗法。"

2. 关于尿频

与泌尿系统无关的病证,也许很多医生不会主动询问患者的小便情况。即使偶尔问及,部分医生也不一定会重视。而冯老临证,每例患者都要仔细询问患者小便情况,哪怕是患者较别人小便次数稍多,或者较自己病发前小便次数稍多,都要记录"尿频"。同时一定要问及夜尿多吗?夜尿几次?一旦采集到有尿频一症,辨证时就会考虑到饮证。如果上有口干,下有尿频,冯老用方多会首选治外邪里饮的五苓散方(当然本案中没有出现明显口干)。跟冯老临证抄方,最大的体会之一就是经方家的问诊非常详细。

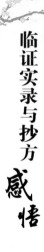

痹痛因于厥阴太阴合病

案例

戴某，女，76 岁。2010 年 3 月 10 日初诊。

周身关节痛、肌肉痛 1 年余，经多方诊治不能明确诊断，治疗也无疗效。诊见：手指关节痛，腰、背、髋、膝疼痛，四肢肌肉也时有疼痛，时好时差，影响睡眠。伴见口干、四逆、纳差，时有身颤。舌苔白，脉细弦。

患者高龄，久病，体弱，四逆，纳差，辨为里虚寒之太阴病。

结合痹痛，辨为桂枝芍药知母汤证。

辨六经属太阴病，辨方证属桂枝芍药知母汤加茯苓、陈皮、狗脊证。

处方：麻黄 6g，桂枝 10g，知母 10g，白芍 10g，苍术 15g，制附子 12g，茯苓 12g，防风 10g，炙甘草 6g，狗脊 15g，陈皮 30g，生姜 15g。7 剂，水煎服。

2010 年 3 月 17 日二诊：诸症同前，大便偏干。

上诊用药 1 周无效，反证辨方证有误。

着眼于口干、便干、四逆，辨为厥阴、太阴合病的柴胡桂枝干姜汤证合当归芍药散证。

辨六经属厥阴、太阴合病，辨方证属柴胡桂枝干姜汤合当归芍药散证。

处方：柴胡 12g，黄芩 10g，天花粉 12g，生龙、牡各 15g，桂枝 10g，干姜 6g，当归 10g，白芍 10g，川芎 6g，苍术 15g，泽泻 12g，茯苓 12g，炙甘草 6g。7 剂，水煎服。

2010 年 3 月 24 日三诊：患者自诉第一方无效，而服第二方效果特别好。口干、身痛、身颤、关节痛皆明显减轻。舌苔白，脉细弦。

上方干姜改为 10g，继服 7 剂。

2010 年 3 月 31 日四诊：诸症继续好转，腰背疼痛较显，手足较前温和。舌苔白，脉细弦。

上方加狗脊 15g，7 剂，水煎服。

2010 年 4 月 7 日五诊：周身感觉舒适、轻松许多，关节疼痛已不明显，四逆无，睡眠也明显改善，纳食好，大、小便正常。舌苔白，脉细弦。

上方去苍术，加生白术 15g，泽泻改为 15g，狗脊改为 12g，7 剂，水煎服。

2010 年 4 月 14 日六诊：诸症俱已，无不适。

嘱上方继服 7 剂，停药。

体会

1. 辨方证是辨证的尖端

中医学术流派不同，理论体系有别，但对于临证者来说，所处方药疗效的有无及高低，取决于处方所治之证与病人所患之证的吻合程度，这是不争的事实。我们可以用"君、臣、佐、使"破解麻黄汤的组成，用"三补三泻"解读六味地黄丸的组成，但我们发现，能如此熟练解读和掌握方剂的医生，并不全部是临床疗效高的医生。为什么？或许我们可以作这么一个比喻：用药如用兵，辨证论治的全过程包括"战略部署"和"短兵相接"，我们所学的所有中医理论储备都是为战略部署服务的，真正短兵相接是处方纸上的方证对应，而最终成败见分晓的正是短兵相接。正如本案，初诊辨证似也正确，但方证不合，一无寸效。转而二诊方证相合，取效明显。个中差别，需临证者勤学苦思，另加"慧然独悟"。

关于辨方证，胡希恕先生从临床角度有过一段非常精辟的论述:"六经和八纲虽然是辨证的基础,并且于此基础上,亦确可制定施治的准则,有如上述,不过若说临证的实际应用,这还是远远不够的,例如太阳病依法当发汗,但发汗的方剂为数很多,是否任何一种发汗药即可用之有效呢?我们的答复是不行、绝对不行,因为中医辨证,不只是辨六经八纲而已,而更重要的是还必须通过它们,以辨方证的适应证,太阳病当然须发汗,但发汗必须选用适应整体情况的方药,如更具体地讲,即于太阳病的一般特征外,还要细审患者其他一切情况,来选用全面适应的发汗药,这才可能取得预期的疗效……辨方证是六经八纲辨证的继续,亦即辨证的尖端,中医治病有无疗效,其主要关键就是在于方证是否辨得正确。不过方证之辨,不似六经八纲简而易知,势须于各方的具体证治细玩而熟记之。"(见于《胡希恕讲伤寒杂病论》)

2. 关于柴胡桂枝干姜汤方证

柴胡桂枝干姜汤方证见于《伤寒论》"太阳篇"第147条:"伤寒五六日,已发汗而复下之,胸胁满微结,小便不利,渴而不呕,但头汗出,往来寒热,心烦者,此为未解也,柴胡桂枝干姜汤主之。"对于本方证的解读,传统多从脏腑经络角度作解,认为证属少阳而见脾虚、津伤者,或证属少阳而见太阴虚寒者,或证属肝胆郁热而见脾虚、脾寒者,等等。而冯老在传承其老师胡希恕先生学说过程中,反复研读《伤寒论》第147条和148条,结合临证实践,明确提出本方证属厥阴病而非少阳病。冯老在《解读张仲景医学》一书中指出:"诸家认为,本方证病位在半表半里看法是一致的,但历来受以《内经》释《伤寒》的影响,总认为半表半里为少阳,小柴胡汤证为少阳病代表,柴胡桂枝干姜汤由小柴胡汤加减而来,故认为仍属少阳,其原因是六经的实质不明。当知《伤寒论》的六经不是《内经》的脏腑经络,而是八纲加入半表半里理念形成的六经,在半表半里病位有阳证、阴证,阳证为少阳病,阴证为厥阴病。""干姜易生姜是柴胡桂枝干姜汤区别于小柴胡汤的大眼目，同时提示后人，小柴胡汤重在解半表半里热，而柴胡桂枝干姜汤偏于祛半表半里寒。"

柴胡桂枝干姜汤是冯老常用方之一，诸病表现为寒热错杂之厥阴病者，多有用本方的机会。冯老临证辨本方证着眼的要点是上有口干（或口苦），下有便干，外有四逆。令笔者感兴趣的是，如从脏腑、经络角度作解，本方证当有脾虚、脾寒（或太阴虚寒），其用方重要指征之一就是便溏。但冯老依八纲释六经，认为本方证当有便干，即148条所说"阳微结"。《胡希恕讲伤寒杂病论》中明确指出："大便微结者，可用本方，大便正常服本方可致微溏。"

连续五诊，主证、主方不变，只在用量、用药上微调，终收全功。冯老在使用柴胡桂枝干姜汤时，每每合用当归芍药散，问及原因，冯老的答复是：本方证多有血虚水盛。

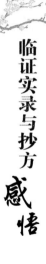

耳鸣因于少阳阳明合病

案例

冯某，女，38岁。2010年3月31日初诊。

双耳鸣响半年，耳鼻喉科诊断为"神经性耳鸣"，中、西药物治疗，效果不显。诊见：双耳鸣响，呈持续性，伴见头晕，胸闷，失眠，易惊，腰酸，精神欠佳，大便不爽，舌苔白腻，脉弦细。

本案以耳鸣为主诉，属清窍病变，首先考虑半表半里证。

患者见证较杂，尽管有精神欠佳，但尚值壮年，未见四逆，故考虑为半表半里之阳证而非阴证。

症见胸闷、易惊而失眠，极似第107条所描述之"胸满烦惊"，故辨为柴胡加龙骨牡蛎汤证。

未见小便不利、大便干结，故去掉方中茯苓、大黄。

舌苔白腻，胸闷较显，故加用苍术、防己、枳实利气化饮。

铅丹有毒，药房不备，冯老多去而不用，而常有加用生石膏者。

辨六经属太阳、少阳、阳明合病，辨方证属柴胡加龙骨牡蛎汤加苍术、防己证。

处方：柴胡12g，黄芩10g，清半夏15g，党参10g，桂枝10g，生龙、牡各15g，苍术15g，炙甘草6g，枳实10g，防己10g，生姜15g，大枣4枚。7剂，水煎服。

2010年4月7日二诊：耳鸣明显减轻，睡眠好转，精神好转，胸闷已。舌苔白腻，脉细。

随着症状的缓解，本诊侧重于加强解郁安神。

上方去枳实、防己，加远志10g，菖蒲10g，白芍10g，当归

10g，赤小豆 15g。7 剂，水煎服。

2010 年 4 月 14 日三诊：诸症持续好转，精神状况恢复很好，自谓"2 周前啥也干不了，现在能行了，带孩子带得很好"。舌苔白腻，脉细弦。

随着症状的缓解，本诊仍侧重于加强解郁安神。

处方：柴胡 12g，黄芩 10g，清半夏 15g，党参 10g，桂枝 10g，苍术 10g，茯苓 12g，远志 10g，菖蒲 10g，生龙、牡各 15g，炙甘草 6g，合欢皮 15g，生石膏 45g，生姜 15g，大枣 4 枚。7 剂，水煎服。

2010 年 4 月 21 日四诊：耳鸣偶发，自己说："能深度睡眠了，脾气比以前好多了，嘴唇比以前湿润了。"正值月经来潮，经前小腹发凉。舌苔白腻，脉细。

月经来潮，改用当归芍药散合桂枝甘草龙骨牡蛎汤加味养血化饮，解郁安神。

处方：当归 10g，白芍 10g，川芎 6g，茯苓 15g，苍术 10g，柴胡 12g，炙甘草 6g，桂枝 10g，生龙、牡各 15g，合欢皮 15g，远志 10g，石菖蒲 10g，酸枣仁 15g。7 剂，水煎服。

2010 年 4 月 28 日五诊：耳鸣已止，诸症俱不明显，2 天前参加拔河比赛，感觉身体有劲了。脘腹稍觉欠佳，大便不畅。舌苔白腻，脉细。

考虑到脘腹不畅，加用陈皮一味理气温中。

上方加陈皮 30g，7 剂，水煎服。

药后无不适，停药。

体会

神经性耳鸣属临床常见病、难治病之一。西医对该病的病因病理尚未完全清楚，缺乏特异性治疗手段。中医对耳鸣的认识，传统多从脏腑、经络角度作解，"实则泻肝，虚则补肾"为主要治法。然临证所见，多数耳鸣绝非泻肝、补肾可以取效。本案中，冯老从辨六经、辨方证入手，五诊而愈，取得佳效。

1. 对《伤寒论》第107条的解读

柴胡加龙骨牡蛎汤方证见于《伤寒论》太阳篇的第107条："伤寒八九日，下之胸满烦惊，小便不利，谵语，一身尽重，不可转侧者，柴胡加龙骨牡蛎汤主之。"对于本条的解读，历代注家认识多有不一。伤寒误下，正气受损，邪陷少阳，此为共识。但症状表现较杂，有以邪气弥漫三焦作解者，有以三阳同病作解者，也有认为少阳、厥阴合病者；有谓肝胆郁热，有言心胆痰火，也有认为属正虚邪陷、败象毕现者。冯老认为，本证当属太阳、少阳、阳明合病。《解读张仲景医学》一书中指出："伤寒八九日，病已传少阳，医者误用下法，症见胸满，则知柴胡证还未罢。湿热上结，故烦惊而小便不利。胃不和，邪热扰神明故谵语。水气外溢，故一身尽重而不可转侧。"

2. 关于柴胡加龙骨牡蛎汤方

临证善用经方者几乎都有同感：柴胡加龙骨牡蛎汤属常用方，且有佳效。但对其方解，似乎很难确切地说清道明。正如当年陆渊雷先生所说："方虽杂糅，颇有疑其不可用者，然按证施治，得效者多。"柴胡加龙骨牡蛎汤由小柴胡汤去甘草，加桂枝、茯苓、大黄、龙骨、牡蛎、铅丹组成，通常认为本方具有和解少阳、通利三焦、镇惊安神之功，可用于外感病，少阳枢机不利兼见烦惊者；内伤病，肝胆郁热，痰火扰心者。冯老认为，本方以小柴胡汤去甘草扶正达邪、和解清热为主，加桂枝降冲，茯苓利水，大黄泻下，龙骨、牡蛎、铅丹镇静安神，用于小柴胡汤证见气冲心悸、二便不利、烦惊不安者。

从少阳太阴治疗心下痞

案例

赵某，男，57岁。2010年3月17日初诊。

心下痞满、吞酸、嗳气、纳差1年余，纤维胃镜检查提示"慢性胃炎，十二指肠球部溃疡，反流性食道炎"。经中、西药物治疗效果欠佳。诊见：心下痞满，吞酸，嗳气，纳差，口干喜饮，口苦，大便不成形，每日2～3次。无四逆。舌苔白，脉细弦。

心下痞满，吞酸，嗳气，纳差，结合舌苔白，大便不成形，可辨为太阴病之外台茯苓饮加半夏方证。

方中白术改用苍术，意在祛湿化饮。

陈皮用30g，清半夏用15g，为冯世纶老师在本方中的常用剂量。

除上述诸症之外，尚有口干、口苦，结合嗳气，脉中见弦，考虑有半表半里之少阳郁热，故合用小柴胡汤和解清热。

吞酸明显，加用时方"乌贝散"（乌贼骨、浙贝母）意在制酸以治标。

综合而言，辨六经属少阳、太阴合病。辨方证属小柴胡汤合外台茯苓饮加乌贼骨、浙贝母方证。

或问：本案为何不辨为柴胡桂枝干姜汤方证？答：本案辨六经考虑半表半里阳证之少阳病与里阴证之太阴病合病，不辨为半表半里阴证之厥阴病，故辨方证不辨为柴胡桂枝干姜汤方证（柴胡桂枝干姜汤方证归属于厥阴病）。

处方：柴胡12g，黄芩10g，清半夏15g，党参10g，陈皮30g，枳实10g，茯苓12g，苍术10g，乌贼骨10g，浙贝母10g，

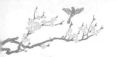

炙甘草6g，生姜15g，大枣4枚。7剂，水煎服。

2010年3月24日二诊：药后心下痞满、吞酸、嗳气减轻。

随着症状缓减，渐减治标之药，加用温运太阴之砂仁。

上方去浙贝母，加砂仁6g，7剂，水煎服。

2010年3月31日三诊：诸症进一步减轻，纳食仍然欠佳。舌苔白，脉细弦。

上方去乌贼骨，7剂，水煎服。

上方服14剂，纳食好，诸症俱已，无不适，停药。

方证相合，服药28剂，而收全功。

体会

心下痞满，多因表邪未解，误用下法，或中气不足，痰湿郁热蕴结所致。《伤寒论》诸泻心汤为治疗心下痞的常用方。而外台茯苓饮方，多为时医所不习用。

外台茯苓饮方证出自《金匮要略·痰饮咳嗽病脉证并治第十二》附方：“《外台》茯苓饮：治心胸中有停痰宿水，自吐出水后，心胸间虚，气满，不能食，消痰气，令能食。”方由茯苓、人参、白术、枳实、橘皮、生姜组成，用于中寒停饮所致心下痞满（或胸满、腹胀）、嗳气、纳差者。冯世纶老师传承其老师胡希恕经验，常以本方加清半夏治疗心下痞满属中寒停饮者。《解读张仲景医学》一书中指出：“本方加半夏则效尤捷，不问其吐水与否，若以心胸满不能食为目的活用于胃炎、胃下垂以及溃疡诸病，均有良验。”

本方与旋覆代赭汤同属治疗太阴病方，书中指出二方的鉴别：“此与旋覆代赭汤均属常用的治胃良方。本方证亦常有噫气，但患者以噫气为快，且大便多溏，与旋覆代赭汤证苦于噫气不除、大便虚秘者显异。”

本方与半夏泻心汤同治心下痞满。但本方用于里虚寒之太阴病，半夏泻心汤用于上热下寒、半表半里阴证之厥阴病，临证不可不辨。

久咳常见太阳太阴合病

案例

张某，女，54岁。2010年4月6日初诊。

咳嗽1月余，呈阵发性呛咳，晚上较甚，咳时遗尿，有痰不利。伴见头痛，流清涕，讲话有鼻音，咽痒，恶风，虚汗出，大便干。舌苔白，脉细弦。

恶风、虚汗出，结合头痛、鼻窍不利，显为太阳病桂枝汤证，调和营卫，汗出自止，绝不可见汗止汗。

桂枝汤证见咳嗽为主症者，即桂枝加厚朴杏子汤证。

而咳嗽较久，杂药乱投，舌苔白，脉细弦，考虑有里饮存在，故合用治太阴病之半夏厚朴汤。

综合而言，辨六经属太阳、太阴合病，辨方证属桂枝加厚朴杏子汤合半夏厚朴汤加桔梗、炙枇杷叶证。

处方：桂枝10g，白芍10g，炙甘草6g，清半夏15g，厚朴10g，炒苏子10g，茯苓12g，桔梗10g，炒杏仁10g，炙枇杷叶10g，生姜15g，大枣4枚。7剂，水煎服。

2010年4月13日二诊：咳嗽明显减轻，鼻窍清利，头痛已，畏风、汗出不明显，大便如常，仍有咽痒。舌苔白，脉细弦。

上诊太阳、太阴同治，7剂即取得显效。

本诊见太阳病已解，唯余太阴，转方独治太阴。

至于桔梗利咽，炙枇杷叶止咳，诃子敛肺，皆为随症加减之例。

辨六经属太阴病，辨方证属半夏厚朴汤加桔梗、杏仁、炙枇杷叶、诃子、炙甘草证。

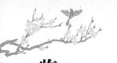

处方：清半夏15g，厚朴10g，炒苏子10g，茯苓12g，桔梗10g，炒杏仁10g，炙枇杷叶10g，诃子6g，炙甘草6g，生姜15g。7剂，水煎服。

药后咽痒、咳嗽止，痊愈。

体会

咳嗽为常见"小疾"，但久咳不已，每每影响患者的工作、休息，也迫使医者发出"咳嗽难医"之感慨。时方治咳，多从辨别外感、内伤入手，注重治痰为其特点；经方治咳，多从辨别阴阳、六经入手，注重治饮为其特点。

咽痒、阵发性呛咳，医者每多喜用祛风止痒、宣肺止咳方药；有痰不利，多喜加化痰利咽之品；咳时遗尿，多喜加补肾固涩之品；鼻窍不利，鼻流清涕，多喜加祛风通窍之品；虚汗、恶风，多喜加固表敛汗之品……如此组方，可成一大方，面面俱到，似也颇能符合治病的理法方药。冯老指出，治病重在方证对应，而不是随症用药。

1. 关于半夏厚朴汤方证

半夏厚朴汤方证见于《金匮要略·妇人杂病脉证并治第二十二》第5条："妇人咽中如有炙脔，半夏厚朴汤主之。"本方证叙述极其简短，后世据此将本方列为治疗痰气郁结所致梅核气的专方。但临证所见，梅核气属寒痰、湿痰郁结者少，属热痰、燥痰郁结者多，故温燥之半夏厚朴汤方往往少可用之处。《胡希恕讲伤寒杂病论》中胡老指出："本证当参《千金》所述：咽喉中如有烤肉阻结，吐之不出，咽之不下，心下坚满不快，胸腹胀满不舒，究其病因，当为气结、痰饮两种因素造成。"而冯老临证，每每用本方治疗咳嗽，恒有良效。笔者苦思不解，难道如此多的咳嗽患者都是"气结""痰饮"所致？

一日诊毕，向冯老请教。冯老笑答："我以前也认为是气结、痰饮，近几年在临证中重新认识本方，发现苏叶、生姜实有解表之功，本方实为治疗外邪里饮之方，试用于治疗外邪里饮咳嗽，收到很好疗效。至于为什么门诊咳嗽患者多见这一方证，是因为来诊者多已杂药乱投，或被前医误治，而所用之药多为寒凉清解，伤及太阴所致。"如外邪不显，冯老每以炒苏子取代苏叶。

读日人所著《类聚方广义》时，在本方条下见有"加桔梗尤佳""且用苏子，其功胜于苏叶"等论述，可合参。

2. 关于桂枝加厚朴杏子汤方证

桂枝加厚朴杏子汤方证见于《伤寒论》第18条"喘家，作桂枝加厚朴杏子佳"和第43条"太阳病，下之微喘者，表未解故也，桂枝加厚朴杏子汤主之"对于咳嗽，通常认为由于肺气宣肃欠常引起，治疗上，麻黄宣肺、杏仁降肺已成惯用组合，而桂枝配杏仁往往不被临床家重视。冯老在《解读张仲景医学》一书中指出："咳喘患者不论新久，不论是慢性气管炎、咽喉炎，还是感冒等病，如排除热实证，再审有本方证则可用之。"临证见冯老治疗咳嗽、有汗出者而无明显热象者，常选本方治疗。如有里饮，多合用半夏厚朴汤。

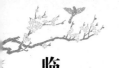

太阳病不宜误补

案例

白某，男，30岁。2010年3月22日初诊。

患"慢性前列腺炎"1年余，症见尿频、尿急、早泄，伴见性欲减退，双膝酸软，有汗出，口干，夜尿不多，纳食尚可，大便偏稀，每日2～3次，饮食不慎易腹泻。舌质红，舌苔薄白，脉细弦。

从脏腑辨证考虑，本案极易辨为脾肾两虚证，治疗以补肾健脾为法，前医即如此治疗，屡用而效不显。

冯老从六经辨证，问及"有汗出"（其实汗出并不多，很多医生极易忽略这一症状），首先想到太阳病桂枝汤证。

见患者忧心忡忡，结合早泄、尿频，断为桂枝龙骨牡蛎汤证。

上有口干，下有膝软、性欲减退，故考虑到二加龙骨汤证。

二方合用，再加用金樱子、韭菜子，外调营卫，内和气血，补虚涩精，镇静安神。

考虑到大便偏稀，易腹泻，内合太阴寒湿，故前用苍术，后加炮姜，意在温化寒湿。

综合而言，辨六经属太阳、太阴合病，辨方证属桂枝龙骨牡蛎汤合二加龙骨汤加金樱子、韭菜子、苍术证。

处方：桂枝10g，白芍10g，白薇12g，炙甘草6g，生龙、牡（同煎）各15g，制附子（同煎）10g，金樱子10g，韭菜子10g，苍术15g，生姜15g，大枣4枚。7剂，水煎服。

2010年3月29日二诊：尿频、尿急、早泄俱有减轻。

上方制附子改为12g，加狗脊15g，7剂，水煎服。

2010年4月12日三诊：服上方7剂，尿频、尿急渐不明显，早泄明显好转，但停药后又有反复。大便仍然偏稀，每日2～3次，口干明显减轻。

上方生姜改炮姜6g，去狗脊，7剂，水煎服。

嘱服7剂后可在当地继续服用上方，无症状时停药。

体会

1. 关于桂枝龙骨牡蛎汤方证

桂枝龙骨牡蛎汤方证见于《金匮要略·血痹虚劳病脉证并治第六》第8条："夫失精家，小腹弦急，阴头寒，目眩发落，脉极虚芤迟，为清谷、亡血、失精。脉得诸芤动微紧，男子失精，女子梦交，桂枝龙骨牡蛎汤主之。"本方以桂枝汤调和营卫、气血，加龙骨、牡蛎镇敛浮越、收涩固精，是历代医家治疗"男子失精，女子梦交"的常用方剂。

桂枝龙骨牡蛎汤合二加龙骨汤是冯老治疗男性病常用处方之一。对于这一方证的把握，可从《解读张仲景医学》一书中的叙述中体会："失精、梦交，多由情欲妄动，神志不宁，因生梦幻所致。其病也基于汗出津伤、荣卫不和。龙牡之用，不只为固精，还重在敛神定志而止胸腹动悸，合用桂枝汤调荣卫和气血，本方是该证的正治；《小品》云：'虚弱浮热汗出者，除桂加白薇、附子，名曰二加龙牡汤'，是该证的变治。用此二方适证加减，确有奇效。""梦遗失精，常见于未婚青壮年男子，也多见于慢性前列腺炎患者。但本方证可见于不论男女老幼慢性病出现的神心症，男、女的溺闭或遗尿。值得注意的是，本方证又往往被认为是虚劳，治用大补而使症状加重或长期不愈，其主要原因是，没有首先看到其主证是桂枝汤方证。"

读日人所著《类聚方广义》，见有如下论述："禀性薄弱之人，色欲过多，身体羸瘦，面无血色，身常微热，小腹弦急，胸腹动甚，长服桂枝加龙牡汤，严慎闱房，可以肉骨回生矣。"可合参，

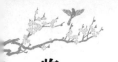

可体会。

2. 关于药物煎服法

药物煎服法，历来是中医临床的重要组成部分。临床所见，医生由于学习体会、师承派别的不同，医嘱中药物煎服法也常有不同。对于生龙骨、生牡蛎、制附子、生石膏等药，冯老从不先煎，每方中都会特意注明"同煎"。并且通常冯老嘱患者煎药前先用冷水泡药1小时，煮开后微火煎煮15分钟即可。每剂药煎2次，分别在上午9～10时和下午3～4时服用（发热类急性病证除外）。

面痛因于太阳少阳合病

案例

韩某，女，80岁。2010年3月8日初诊。

右侧颜面部阵发性疼痛2年余，触碰即痛，呈刺痛。西医诊断为"三叉神经痛"，给予口服"卡马西平"等药物治疗，以及口服中药治疗，效果欠佳。伴见睡眠极差，晚上咽干、盗汗，入睡后小腿易"抽筋"，足冷，纳食尚可，饮食不慎易腹泻。右侧颈部淋巴结肿大。无口苦，无尿频，无心下痞满。舌苔白，脉细弦。

依据右侧颜面部阵发性疼痛和盗汗，辨证为太阳证。

依据脉细弦排除阳明证。

结合咽干辨为少阳证。

综合而言，辨六经属太阳、少阳合病，辨方证属柴胡桂枝汤加生石膏方证。

处方：柴胡12g，黄芩10g，清半夏15g，党参10g，桂枝10g，白芍10g，炙甘草6g，生石膏（同煎）45g，生姜15g，大枣4枚。6剂，水煎服。

2010年3月15日二诊：疼痛减轻，诸症明显好转。舌苔白，脉细弦。

考虑到睡眠极差，易腹泻，当属饮停，故加用生龙、牡和苍术化饮安神。

上方加生龙、牡（同煎）各15g，苍术10g。6剂，水煎服。

2010年3月22日三诊：疼痛进一步减轻，睡眠基本正常，盗汗止，颈部淋巴结肿大减小，口中和，舌苔白，脉细。

考虑到上诊治饮有效，并有足冷，故加用温化寒饮之吴茱萸以加强化饮之力。

上方加吴茱萸10g。6剂，水煎服。

此后又复诊2次，上方稍作调整，接服12剂，临床治愈。

体会

1. 关于辨证选方

患者高龄，"三叉神经痛"病史已经2年有余，当属难治之疾。如从脏腑、经络辨证考虑，可能会想到脾气虚弱、肝郁血虚、肝经血瘀、胆经痰滞、风痰阻络等，用方可能会选用补中益气汤、四物汤、逍遥散、血府逐瘀汤、补阳还五汤、温胆汤等方合用牵正散方加减化裁（前医即如此治疗）。

冯老在本案中，直接用经方六经方证辨证法，认为病不在里而在表与半表半里，施以相应治法，取得了满意的疗效。

2. 关于柴胡桂枝汤方证

柴胡桂枝汤由小柴胡汤和桂枝汤方各取半量组合而成，其方证见于《伤寒论》第146条："伤寒六七日，发热微恶寒，支节烦疼，微呕，心下支结，外证未去者，柴胡桂枝汤主之。"从本条可以看出，柴胡桂枝汤方主治太阳表证未除，邪气又入少阳者，即太阳、少阳并病（也可用于太阳、少阳合病），具有和解少阳、外解太阳之功。

对"心下支结"的理解，一般注家多认为是一种心下部支撑结聚胀满的感觉。《胡希恕讲伤寒杂病论》一书中认为："心下支结，支同'枝'，即两侧之意，心下两侧即胸胁部，心下支结即'胸胁苦满'的另一种说法。"冯老在《解读张仲景医学》一书中也指出："心下支结，支为侧之意，即心下两侧有结滞不快感，为胸胁苦满的轻微者。"对本方证的辨证，依据第146条原文记录即可，临床每有相吻合者。冯老又指出其辨证要点是"小柴胡汤证与桂枝汤证同时并见者"。

但本案中，患者的临床表现似乎并不符合条文记录，也不符合小柴胡汤证与桂枝汤证同时并见。仔细分析，冯老是依据右侧颜面部阵发性疼痛和盗汗辨证为太阳证。依据脉细弦排除阳明证，结合咽干辨为少阳证。试用柴胡桂枝汤加味治疗，取得明显疗效，反证方证辨证正确。

3. 关于生石膏

生石膏为清解阳明主药，这一认识在经方界已成共识。冯老也认为生石膏主治阳明，为清热泻火之首药，临床屡用屡效。本案中始终加用生石膏45g，笔者起初以为证合阳明，但冯老指出，本案中并没有阳明证，之所以加用生石膏，是因为患者颈部淋巴结肿大，取其"解凝"作用。这一经验得之于其老师胡希恕。胡希恕先生常以小柴胡加生石膏汤治疗淋巴结肿大、腮腺肿大、甲状腺肿大等，谓生石膏有"解凝"作用。验之临床，确有显效。

4. 关于盗汗

盗汗，即夜间入睡后出汗，醒则汗止。一般方书中认为盗汗属内伤杂病，多责之阴虚，也有责之气虚者。冯老指出，盗汗实属邪正交争、驱邪外出的一种表现，有感冒经"盗汗"而愈者即是明证。《伤寒论》第201条说："阳明病，脉浮而紧者，必潮热，发作有时，但浮者，必盗汗出。"胡老在讲解本条时指出："脉但浮而不紧，病仍在表，但津液有所丧失。热势更迫津外出，发为盗汗，故临床上切勿一见盗汗，辄用黄芪之类，可以考虑以小柴胡加石膏汤，清其里热，盗汗可止。"（见《胡希恕讲伤寒杂病论》）冯老临证见之，盗汗多属"三阳病"，尤其多见于"太阳病"，治疗当以祛邪为主，切不可盲目滥用"养阴""补气"等药物留邪闭邪。每每见冯老临证以桂枝汤、葛根汤等方治疗盗汗，多收药进汗止之效。

本案三诊时盗汗即止，当归于桂枝汤解外之功。

另外，如患者不以"盗汗"为主诉就诊时，多数医生很少去刻意问及晚上出汗吗？而冯老临证，几乎每例患者都要问到，只要患者回答"有点出汗"，或"有时睡时出汗"，冯老即会记录为盗汗，而施以相应祛邪方法。

面瘫因于少阳阳明合病

案例

阎某，男，52岁。2010年4月9日初诊。

患者因出差劳累后又吹空调，于1天前突发左侧面瘫，左耳疼痛、听力减退。诊见：左侧面瘫，左耳疼痛、蒙堵感，左耳听力减退，口舌干燥，咽干咽痛，口苦口干。伸舌居中，舌苔白腻，脉弦细。

口苦、咽干、耳痛、耳聋，显为热郁于半表半里而上迫所致，结合脉象弦细，辨为少阳病小柴胡汤方证。

同时，患者又有明显口干、咽痛，考虑有阳明内热。

综合而言，辨六经属少阳、阳明合病，辨方证属小柴胡加生石膏、桔梗汤证。

处方：柴胡24g，黄芩10g，清半夏15g，党参10g，炙甘草6g，生石膏45g，桔梗10g，生姜15g，大枣4枚。1剂，水煎服。

柴胡用24g，乃从"方中柴胡用半斤，分三服，每服相当于八钱（《胡希恕讲伤寒杂病论》）"而来。

上方服1剂，次日见病情平稳，咽痛尚明显。

为增强清泻阳明之力量，加生薏苡仁、败酱草。

上方加生薏苡仁18g、败酱草18g，连服8剂，面瘫完全恢复，咽痛已，无口干口苦，惟余左耳听力减退、蒙堵感，耳微痛。

药后正值冯老外出讲学，无法诊治，遂就诊耳鼻喉专科医生，诊为"左耳感音神经性聋"，告知听力恢复难度较大，需治疗3个月至半年以观察疗效。给予中药治疗，处方为龙胆泻肝汤加减，其中用到了牛黄、麝香等。不料服药后腹痛较甚，当晚去医院急诊，

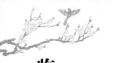

查尿常规中潜血阳性，但其余相关检查未见异常，肌注"阿托品"后腹痛止。遂停服上方，于2010年4月20日再次请冯老诊治。诊见：面瘫恢复，尚有左耳微痛，耳堵，听力欠佳，微咳，口不干。舌苔白腻，脉弦细。

辨六经仍属少阳、阳明合病，辨方证仍属小柴胡加生石膏、桔梗、薏苡仁、败酱草证。加细辛意在"振郁滞之气"以开清窍。

处方：柴胡15g，黄芩10g，清半夏15g，党参10g，桔梗10g，炙甘草6g，生石膏45g，细辛10g，夏枯草10g，生薏苡仁18g，败酱草18g，生姜15g，大枣4枚。3剂，水煎服。

上方服3剂，诸症俱失，左耳听力恢复，痊愈。

体会

1. 经方治人不治病

医，为病而设。没有疾病、病人，也就不存在医药、医生、医事。于是，医生所用的药物、技术都是为治病而设的，这一认识似乎也是必然正确的。西医常用的抗生素、手术，确实都是针对疾病使用的。但冯世纶老师在临证中反复强调，中医是一门"治人"医学，经方重在"治人"而不是"治病"，经方治疗的是"患病的人"，而不是"人患的病"。冯老在《中国汤液经方》中指出："患病人体之所以有六经八纲这样一般的规律反应，其主要原因，当亦不是由于疾病的外在刺激，而是由于人体抗御疾病机制的内在作用。"同时指出："中医的辨证论治，其主要精神，是于患病人体一般的规律反应的基础上，讲求疾病的通治方法。"中医的辨证论治，是"适应人体抗病机制的一种原因疗法"。对疾病的认识上，重视患病机体的内在作用；在疾病的治疗上，重视患病机体的抗病作用，亦即自我康复能力。冯老临证中始终体现着这种经方"治人"的理念。

2. 耳窍疾病多见少阳病

对于耳窍病变，以《黄帝内经》为奠基的"医经派"多从脏腑、经络角度认识，认为其急性病证多与肝胆病有关，治疗也常取用治疗少阳病的柴胡剂。而以《伤寒杂病论》为集大成的"经方派"是以八纲、六经为认识工具的，认为耳窍病变多属于半表半里证，实证多为少阳病。《胡希恕讲伤寒杂病论》在讲解第263条时指出："少阳病，就是半表半里之阳证，阳热在胸腹腔间，半表半里之处，既不可入里，又不可出表，只可向上行于孔窍之间。"《伤寒论》在第263条中提到"口苦""咽干""目眩"，在第264条中提到"两耳无所闻""目赤"等，皆属于孔窍病变。对耳病的治疗，不考虑神经、病毒，不考虑内耳、外耳，从半表半里之少阳病入手，治疗采用柴胡剂之和法，顺应人体疗病的自然良能，此即经方的治病之道。

3. 对小柴胡汤的再认识

传统认为，小柴胡汤是治疗少阳经腑受邪、枢机不利的主方，是体现"和法"的代表方剂。临床广泛用于外感、内伤诸病证，广泛用于多种发热性病证、消化系统病证、精神情志类病证，以及呼吸系统病证、妇科病证等。冯世纶老师认为，如此认识、解读、使用小柴胡汤，似乎也符合临床。但从方证对应角度来看，则有掌握较难、疗效不确之弊。冯老主张以八纲解读六经，辨方证以处方，执简驭繁，疗效确切。

所有病变都有病情反映的病位，根据病位辨出表证、里证或半表半里证。所有病变都有正邪相争，根据这种相争中正气所表现的太过与不及而辨出阳证或阴证。根据病位与阴、阳的组合即可辨出太阳、阳明、少阳、少阴、太阴、厥阴六经。再根据寒、热、虚、实及相应症状，进一步可辨出方证。小柴胡汤适用于小柴胡汤方证，小柴胡汤方证属于少阳病方证，临证当首辨少阳病。少阳病即半表半里阳证，对其辨识，冯老在《解读张仲景医学》一书中提出2个要点：一是"热郁于半表半里，既不得出表，又不得入里，势必上迫头脑，则口苦、咽干、目眩，乃是自然的反应，故凡病见有口苦、咽干、目眩者，即可判定为少阳病。"二是"故少阳病之辨，与其求之于正面，还不如求之于侧面，更较正确。即要辅以排除法，因为表里易知，阴阳易判，凡阳性证除外表里者，当然即寓半表半里阳证，也即少阳病。"而对小柴胡汤方证，冯老也指出其辨证要点："半表半里热证或见口苦、咽干、目眩、胸胁苦满、纳差者。"

淋证因于太阴阳明合病

案例

柳某，男，76岁。2010年4月13日初诊。

患"前列腺增生"10余年，尿细、尿不畅。近1周尿不畅加重，伴尿痛、尿不尽，小便时常有大便出，夜尿4～5次，口中和。舌苔白微腻，脉沉细。

上有口中和，下有尿频、尿不畅、大便时出，舌苔见白腻，脉见沉细，一派里阴证，辨为太阴无疑。

但近1周新增尿痛，仍考虑合有阳明里热，尽管其他征象不支持。

方选用甘姜苓术汤合当归赤小豆散，祛太阴寒湿，通利小便。

舌苔白微腻，方中选用苍术而未用白术。

合蒲灰散，清利阳明湿热，方中未用滑石而代以生薏苡仁，且辅以血余炭。

加桑螵蛸者，意在收摄。

综合而言，辨六经属太阴、阳明合病，辨方证属甘姜苓术汤合当归赤小豆散合蒲灰散去滑石加薏苡仁、血余炭、桑螵蛸证。

处方：苍术18g，茯苓15g，干姜10g，炙甘草6g，炒蒲黄10g，生薏苡仁30g，赤小豆15g，当归10g，血余炭10g，桑螵蛸10g。7剂，水煎服。

2010年4月20日二诊：诸症减轻，小便较前畅利，进餐后尿频明显，小便时已无大便出，但仍有想要大便的感觉，夜尿3～4次，无明显汗出。舌苔白，脉沉细。

加益智仁，加强温化收摄之功。

上方加益智仁10g，7剂，水煎服。

2010年4月27日三诊：尿不畅明显好转，尿痛渐不明显，中午及晚餐后尚有尿频，口干不明显，夜尿2次。舌苔白，脉细。

因尿痛渐减，减少清利阳明之功，去生薏苡仁。

上方去生薏苡仁，7剂，水煎服。

2010年5月11日四诊：近来除尿细外，无明显不适，口中和，睡眠易醒。

加菖蒲意在化湿，也在安神。

上方加菖蒲10g，7剂，水煎服。嘱服完7剂后即可停药，怡情养生。

体会

淋证，习惯有"五淋"之分，虚则补益，实则清利，此为常用治法。而从寒湿论治者，方书载之较少。本案中，冯老着重从寒湿论治，取得较好疗效。

前后四诊，处方井然不紊，收效也在意料之中。

或问："甘姜苓术汤和五苓散同治尿频，二方证有何区别？"答曰："一治太阴，一治太阳、太阴、阳明合病，阴阳自有不同，何须细加鉴别！"

1. 关于甘姜苓术汤方证

甘姜苓术汤见于《金匮要略·五脏风寒积聚病脉证并治第十一》第16条："肾着之病，其人身体重，腰中冷，如坐水中，形如水状，反不渴，小便自利，饮食如故，病属下焦，身劳汗出，衣里冷湿，久久得之，腰以下冷痛，腹重如带五千钱，甘姜苓术汤主之。"冯老将本方证归于太阴病，在《解读张仲景医学》一书中也指出本方证的辨证要点为"腰冷重小便自利者"。这里所说的"小便自利"并非指小便正常，而是一病理性名词，意指"尿频"或"尿失禁"。其发生机理与"小便不利"相同，只是临床表现有别而已。正如日人尾台榕堂在《类聚方广义》中所说:"'小便自利'犹曰'不禁'。术、附子、茯苓皆治小便不利、自利,犹桂、麻治无汗、自汗。"

冯老临证常以本方治疗腰痛、腰酸而口中和者,也常以本方治疗小便异常而伴见腰酸痛、口中和者。推而广之,小便异常病变,如尿频、遗尿、尿不尽、尿不畅等,如属寒湿内滞,口中和者,即使无腰酸、腰痛,冯老也多以此方治疗。舌苔白腻者,常以苍术易白术。并且通常会合用治疗太阴病"诸疮有痈脓恶血者"之赤小豆当归散。

2. 关于蒲灰散方证

蒲灰散方证见于《金匮要略·消渴小便不利淋病脉证并治第十三》第12条:"小便不利,蒲灰散主之,滑石白鱼散、茯苓戎盐汤并主之。"本方证方书少有论及,冯老将其归为阳明病,认为蒲灰散具有治疗湿热下注致小便艰涩不利或见尿血者。蒲灰散由蒲灰和滑石两味药组成,药房中不备蒲灰,冯老常以蒲黄代替。

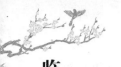

口疮屡见厥阴病

案例

李某，女，54 岁。2010 年 3 月 22 日初诊。

患"复发性口腔溃疡"2 年余，近 2 个月口疮屡发，旧疮未愈，新疮又起，口内灼痛，无有休止，影响进食。伴见心下痞满，大便不畅，痔痛便血。舌苔白腻中剥，脉沉细。

上有口疮灼痛，上热无疑。

中有心下痞满，下有大便不畅（非大便闭结），脉又见阴象，下寒中虚已显。

上热下寒，虚实并见，既不在表之太阳、少阴，又非里之阳明、太阴，也不是半表半里之少阳，唯属半表半里阴证之厥阴最为恰合。

方取生姜泻心汤加生石膏、生地炭，清上温下，补虚泻实。

考虑到口疮并见痔血，故合用赤小豆当归散。

综合而言，辨六经属厥阴病，辨方证属生姜泻心汤加赤小豆、当归、生石膏、生地炭证。

处方：炙甘草 12g，黄芩 10g，黄连 3g，清半夏 15g，党参 10g，干姜 10g，赤小豆 15g，当归 15g，生石膏 45g，生地炭 12g，生姜 15g，大枣 4 枚。7 剂，水煎服。

2010 年 4 月 5 日二诊：药后口疮即愈，大便如常，痔疾未发，胃脘也无不适。补诉有"慢性咽炎"病史，反复咽干、咽痛，时有干咳，求一处方。诊见苔白微黄，脉细。

因清窍病变以少阳病为多见，以小柴胡加石膏汤治疗咽部病变，也属冯老常用手法。

辨六经属少阳病，辨方证属小柴胡加石膏汤加桔梗、赤小豆、杏仁证。

处方：柴胡12g，黄芩10g，清半夏15g，党参10g，桔梗10g，炙甘草6g，赤小豆15g，炒杏仁10g，生石膏45g，生姜15g，大枣4枚。7剂，水煎服。

体会

1. 关于厥阴病

对于厥阴病篇，历来是解读《伤寒论》的难点。有关厥阴病的争议，历代《伤寒论》注家始终没有停止过。多数注家以《内经》解《伤寒论》认为：厥者，尽也，厥阴病是伤寒六经病证的最后一经病。病至厥阴，阳气衰败至极，阴寒郁滞也至极，或可阳气败竭而死，或可阴尽阳生而愈。也有学者认为厥阴属表，非为尽阴。冯老传承老师胡希恕学术，独树一帜提出：《伤寒论》六经与《内经》六经完全不同，《伤寒论》六经当从八纲解读，不当从脏腑、经络解读。以八纲解六经，则厥阴属半表半里阴证，既非"最后一经病"，也与厥阴经、肝胆、心包等脏腑经络无关。而判定厥阴病的主提纲即为《伤寒论》第326条："厥阴之为病，消渴，气上撞心，心中疼热，饥而不欲食，食则吐蛔。下之利不止。"冯老在《解读张仲景医学》一书中指出："寒饮郁于半表半里，既不得出表，又不得入里，郁而化热，因呈上虚下寒、上热下寒之证。"

2. 关于生姜泻心汤方证

生姜泻心汤方证见于《伤寒论》太阳篇的第157条："伤寒汗出解之后，胃中不和，心下痞硬，干噫食臭，胁下有水气，腹中雷鸣，下利者，生姜泻心汤主之。"一般认为，本方主治太阳病变证之痞证，也有学者把本方证归属于少阳病。冯老通过对厥阴病的反复研究，认为生姜泻心汤方证，是半表半里阴证的上热下寒证，当

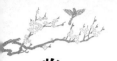

属厥阴病。

《伤寒论》中，半夏、甘草、生姜三泻心汤同治心下痞证。以半夏泻心汤为基础方，甘草泻心汤是在半夏泻心汤基础上加大缓急安中的炙甘草用量而成，用于治疗半夏泻心汤证中气较虚而急迫者；生姜泻心汤是在半夏泻心汤基础上减少干姜用量，加用较大量温化寒饮的生姜而成，用于治疗半夏泻心汤证寒饮较重者。

基于甘草泻心汤在《金匮要略》中治疗"狐惑"病变，冯老传承其老师经验，临证用治口腔溃疡，屡用屡效。冯老在《解读张仲景医学》一书中即指出："实践证明甘草泻心汤对于口腔溃疡确有明显疗效。""临床还常遇久久不愈的顽固重证，以本方加生石膏，或更加生地而多取捷效。"而在本案中，冯老明确指出，所用方为生姜泻心汤，较甘草泻心汤侧重于化饮。

并非所有口疮病变都属厥阴病，但对于反复发作、久治不愈之口疮，临证确以厥阴病为多。

尿频因于太阳太阴合病

案例

安某，男，70岁。2010年3月2日初诊。

患"慢性前列腺炎"多年。诊见：会阴潮湿，时有抽痛，尿频，尿细，夜尿3次，晚上起夜后身热、汗出，口干，腰酸膝软，双下肢乏力"如踩锯末"，下肢及腰部发凉（有时又有灼热感）。舌苔白厚腻，脉沉细滑。

患者以小便异常就诊，结合口干、汗出及身热等，辨为外邪里饮之太阳、太阴病五苓散证。

考虑到患者高龄病久、下身乏力及发凉，当有阴证之不足，故合用活血利水治太阴之赤小豆当归散加狗脊、血余炭。

综合而言，辨六经属太阳、太阴合病，辨方证属五苓散合赤小豆当归散加血余炭、狗脊证。

处方：桂枝10g，茯苓12g，猪苓10g，苍术10g，泽泻12g，赤小豆15g，当归10g，血余炭10g，狗脊15g。7剂，水煎服。

2010年3月9日二诊：诸症减轻，会阴抽痛已止，尚有会阴潮湿，小便细长，夜尿2～3次，腰膝乏力，下身发冷，口干。舌苔白腻，脉沉弦细。

前方取效，本诊在首方基础上合用栝楼瞿麦丸以破阴证之郁滞。

辨六经属太阳、太阴合病，辨方证属栝楼瞿麦丸去山药合五苓散合赤小豆当归散方证。

处方：桂枝10g，茯苓12g，猪苓10g，苍术15g，泽泻12g，赤小豆15g，当归10g，天花粉15g，制附子15g，瞿麦10g，炙

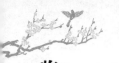

甘草 6g。7 剂，水煎服。

2010 年 3 月 16 日三诊：诸症继续好转，小便畅快多了，腰膝酸软、发凉感明显减轻。舌苔白腻，脉沉弦细。

继续递增破阴之力。

上方制附子改为 18g，继服 7 剂。

2010 年 3 月 23 日四诊：诸症渐不明显，双下肢无力，无明显冷感，夜尿 1～2 次，会阴不潮。舌苔白，脉沉弦细。

仍然继续递增破阴之力。

上方制附子改为 20g，继服 7 剂。

药后无不适，停药。

体会

慢性前列腺炎属临床常见病，也属难治病，一般疗程较长，容易反复。对本病的治疗，冯老反对滥用清热解毒药和活血化瘀药，主张按证投方，方证对应。

1. 关于五苓散方证

传统认为，五苓散用于太阳腑证之太阳蓄水证。冯老以八纲释六经，不言经、腑、蓄水等概念，而归五苓散方证入太阳病中，直言方证对应。《解读张仲景医学》一书中也指出本方证的辨证要点为"太阳表虚证兼见心下停饮、小便不利者"。临证见冯老多以外有汗出、上有口干、下有尿频或尿不利，认为是外邪里饮形成的太阳、太阴合病，径直辨为五苓散证而投用五苓散方，每收佳效。

2. 关于赤小豆当归散方证

赤小豆当归散方证见于《金匮要略·百合狐惑阴阳毒病脉证并治第三》第 13 条："病者脉数，无热，微烦，默默但欲卧，汗出，初得之三四日，目赤如鸠眼，七八日目四眦黑，若能食者，脓已成也，赤小豆当归散主之。"又见于《金匮要略·惊悸吐衄下血胸满瘀血病脉证并治第十六》第16条："下血，先血后便，此近血也，赤小豆当归散主之。"方书中对本方的应用少有提及，甚至有学者认为本方组方毫无法度，不堪取用。《胡希恕讲伤寒杂病论》一书中指出："方中赤小豆可排痈脓，祛湿热，当归活血以加速脓液外散，二药相合，对于全身各处内外痈脓皆可奏效。"本方为冯老临证常用方，取其利水活血，多与他方合用于泌尿系疾病、皮肤病等，其适应证为"太阴病，诸疮有痈脓恶血者"。

3. 关于栝楼瞿麦丸方证

栝楼瞿麦丸方证见于《金匮要略·消渴小便不利淋病脉证并治第十三》第11条："小便不利者，有水气，其人若渴，栝楼瞿麦丸主之。"方由栝楼根、茯苓、山药、附子、瞿麦五味药组成。冯老在《解读张仲景医学》一书中把本方证归于太阴病，同时指出本方用于"小便不利，渴而有水气且陷于阴证者""是肾气丸的变剂"。

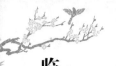

偏痛多属寒凝瘀滞

案例

张某，男，26岁。2010年3月2日初诊。

间歇性左侧胁腹部疼痛4年，发无定时，或为胀痛，或为刺痛，疼痛持续时间或长或短，影响工作、生活。多家医院行相关检查，未能明确诊断。诊见左侧胁腹部时痛，每日发作数次，疼痛部位固定，呈隐痛或刺痛。纳食尚可，口干，不喜多饮，大便日1～2行。舌苔白稍厚，脉细弦。

辨证着眼点在于疼痛，部位固定，断为瘀滞，而未见可下之阳明证，即辨为桂枝茯苓丸证。冯老经验："凡因瘀血引起的胸腹疼痛，痛有定处，不宜桃核承气汤攻下者，大多宜本方。"

另外，着眼于偏侧胸腹痛，结合病久，不喜饮，大便不干，辨为太阴病之大黄附子汤证。

综合而言，辨六经属太阳、太阴合病，辨方证属大黄附子汤合桂枝茯苓丸证。

处方：生大黄5g，制附子10g，细辛10g，桂枝10g，茯苓12g，丹皮10g，桃仁10g，白芍10g。6剂，水煎服。

2010年3月23日二诊：服上方后，腹痛明显减轻，发作次数减少，偶有胸痛，口干，口苦，大便欠畅。舌苔白，脉细弦。

疼痛大减，且见口苦，虚证不显，故辨为少阳病之大柴胡汤证。

因大便不结，故去方中大黄。

从附子、细辛得效而易以柴胡、黄芩，足见辨证论治之灵活性。

辨六经属太阳、少阳、阳明合病，辨方证属大柴胡汤去大黄合桂枝茯苓丸证。

处方：柴胡12g，黄芩10g，枳实10g，清半夏15g，桂枝10g，茯苓12g，丹皮10g，桃仁10g，白芍10g，生姜15g，大枣4枚。7剂，水煎服。

2010年5月17日因两目憋胀查出"眼压偏高"，找冯老诊治。诊前与笔者谈道："冯老两次把我的腹痛完全治好了，经方实在太厉害了！"我问道："你怎么知道是经方？"他说："我4年来到处找医生看病，效果不好，只好自己看书，我都快成大夫了。"

本案前后2诊，取用3方，药进13剂，4年病证得愈，皆得力于经方方证对应。

体会

腹痛属常见之疾，多属易治，但也有久治不愈者。对于难治顽疾，每需医者独辟蹊径。

1. 关于桂枝茯苓丸方证

桂枝茯苓丸方证见于《金匮要略·妇女妊娠病脉证并治第二十》第2条："妇人素有癥病，经断未及三月，而得漏下不止，胎动在脐上者，为癥痼害。妊娠六月动者，前三月经水利时，胎也。下血者，后断三月，衃也。所以下血不止者，其癥不去故也，当下其癥，桂枝茯苓丸主之。"

通常认为，桂枝茯苓丸为治疗杂病、里证之方，但冯老在六经方证归类中，认为本方证为太阳、太阴、阳明合病证而将其归为治疗表阳证的太阳病方证中。冯老认为，本方为桂枝汤的衍化方，是由桂枝汤去生姜、大枣、甘草，加茯苓、丹皮、桃仁而成，桂枝在方中仍然起外解太阳的作用。

笔者在学习过程中不免生出疑问：太阳病是表阳病，判定太阳病的主提纲是《伤寒论》第1条："太阳之为病，脉浮，头项强痛

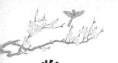

而恶寒。"辅助提纲有第7条、第2条、第3条、第6条，分别提到"发于阳"、"发热"、"体痛"及"发热而不渴"等。但正如本案所见，临证中桂枝茯苓丸方适应证往往按上述判定标准无法判定为太阳病。那么，我们该如何理解这种方证的六经归属？

冯老认为，桂枝茯苓丸与桂枝汤同治太阳病，但桂枝茯苓丸方的适应证是太阳病合并瘀血证，由于瘀血证的存在，使得桂枝茯苓丸方证并不表现为典型的太阳病，也与桂枝汤方证表现相去甚远。方证的六经归属问题需要进一步研究、进一步完善，以方剂组成及药证反测其六经归属也是常用的一种思维方法。临证也并非全部病例都是先辨六经后辨方证，也有在六经与方证之间反复权衡者。医生临证中的辨证论治是带有一定"灵性"和"艺术性"的。

笔者在《解读张仲景医学》一书中读到了下面这段话，有助于对这一问题的进一步理解："仲景治病，所谓辨证论治，重在八纲、六经，但影响人体患病的还有很多因素，如气血、饮食、瘀血、痰饮、水湿等，因此，还须辨气血、瘀血、痰饮、水湿等，这种辨证论治思想，详细地体现在辨方证中。"

2. 关于外感和内伤

笔者主张临证当明辨外感和内伤，也曾撰文表述这种明辨的重要性。而冯老在其经方学术体系中，认为外感和内伤是相对的，不足取的，因辨证论治是依症状反应而进行的，而不是依病因进行的。冯老在《解读张仲景医学》一书中曾有如下论述："多数人都常用桂枝茯苓丸治疗慢性病、久有瘀血者，自然多认为该方是治疗内伤杂病，不再认为其有表证，但从经方六经归类看，本方证是太阳表证合并瘀血。由此可知仲景的伤寒和杂病、外感和内伤的概念，不是截然分开的，不论是急性病还是慢性病都是相对并存的，即急性病也可现太阴病，慢性病也可现太阳病或表里合病，也即伤寒、杂病常在一起，这就不难体悟《伤寒杂病论》的真实意义了。"

流派纷呈，百家争鸣，丰富了中医学的内容，促进了中医学的发展，也许中医学的魅力和生命力也在于此。笔者始终怀疑泯灭个性的"统一""规范"是否适合中医？是否会扼杀中医？徒学于师，但师徒之间学术观点的差异并不会影响到这种学，反而会促进这种学。

3. 关于大黄附子汤方证

大黄附子汤方证见于《金匮要略·腹满寒疝宿食病脉证并治第十》第15条："胁下偏痛，发热，其脉紧弦，此寒也，以温药下之，宜大黄附子汤。"本方证在日人《皇汉医学》中归属于阳明病。冯老认为，归属于太阴病较为合适。因论中明言"以温药下之"，方中组成也以温性药附子（炮）三枚、细辛二两为主，寒性药只用大黄三两。后世医家多将本方作为治疗宜泻下而寒实的代表方剂。而冯老传承其老师胡希恕先生的学术，又将该方用于疼痛部位固定而偏一侧者，即寒凝瘀滞者。《解读张仲景医学》一书中指出："本方不仅治胁下偏痛，无论哪一体部，凡偏于一侧痛者，大多属于久寒挟瘀所致，用之均验。"《皇汉医学》中引用《勿误药室方函口诀》也有类似论述："此方主偏痛，不拘左右胸下各处，即自胸胁至腰痛者，亦宜用之。"并进一步论述："盖大黄与附子为伍者，皆非寻常之证……凡顽固偏僻难拔者，皆涉于阴阳两端，故为非常之伍。"尝见北京中医医院张广中博士用该方治疗"带状疱疹"后遗疼痛者，屡效，亦取其偏侧痛。

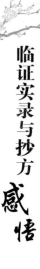

水疝因于太阳太阴阳明合病

案例

胡某，男，6岁。2010年4月19日初诊。

患儿2年前因阴囊偏坠诊断为"睾丸鞘膜积液"，家长求助于中医治疗。诊见：水疝，盗汗，口干，晨起咽干，大便干结，四逆，面白。易反复"感冒"。舌苔白根腻，脉细弦。

初步考虑水疝因于内饮，四逆因于外寒。

关于盗汗，冯世纶老师认为应参考《伤寒论》第201条："阳明病，脉浮而紧者，必潮热，发作有时；但浮者，必盗汗出"。即经方所见盗汗多是外邪里热的太阳、阳明合病。

故该患儿为太阳、太阴、阳明合病。

尽管患儿没有表现出心悸、心烦等，仍借用桂枝甘草龙骨牡蛎汤合赤小豆当归散治疗外有寒、内有热有饮者，同时合用治疝之蜘蛛散（现药房中多不备蜘蛛，试以地龙代之）。

加细辛、泽泻以加强祛饮之力。

上有口干，下有便干，但患儿面白、四逆，故未考虑阳明热结而用下法。

综合而言，辨六经属太阳、太阴、阳明合病，辨方证属桂枝甘草龙骨牡蛎汤合蜘蛛散合赤小豆当归散加细辛、泽泻方证。

处方：桂枝10g，炙甘草6g，生龙、牡各15g，细辛6g，地龙10g，泽泻10g，赤小豆15g，当归10g。7剂，水煎服。

2010年4月26日二诊：药后水疝好转，大便畅利，每日一行（家长用"非常好"描述），尚有盗汗、口干。舌苔白根腻，脉细弦。

见大便畅行，反证此大便干结为外寒内饮所致，非阳明热结。二诊考虑到盗汗明显，故以桂枝龙骨牡蛎汤易桂枝甘草龙骨牡蛎汤，意在加强和营卫、止汗之功。

综合而言，辨六经属太阳、太阴、阳明合病，辨方证属桂枝龙骨牡蛎汤合赤小豆当归散加细辛方证。

处方：桂枝10g，白芍10g，炙甘草6g，生龙、牡各15g，细辛10g，赤小豆15g，当归10g，生姜15g，大枣4枚。7剂，水煎服。

2010年5月3日三诊：盗汗减轻，大便偏干，阴囊无不适，尚有口干。舌苔白润，脉细滑。

见盗汗减轻，仍改用桂枝甘草龙骨牡蛎汤治疗外寒内饮，处方仍用初诊方，细辛加量，同时去掉泽泻，意在加强温化寒饮之力。

综合而言，辨六经属太阳、太阴、阳明合病，辨方证属桂枝甘草龙骨牡蛎汤合蜘蛛散合赤小豆当归散加细辛方证。

处方：桂枝10g，炙甘草6g，生龙、牡各15g，地龙10g，细辛10g，赤小豆15g，当归10g。7剂，水煎服。

关于细辛用量，冯世纶老师认为"细辛不过钱"之说不符合临床。本案患儿年仅6岁，三诊时细辛用至10g，且药物只煎15分钟，并未见任何不适。

2010年5月24日四诊：近3周睾丸未见偏坠，近几天参加幼儿园表演活动，活动量较大，也未见偏坠。纳食好，大便调，仍时有盗汗。

初诊方加酸枣仁12g，7剂，水煎服。

体会

水疝，相当于"睾丸鞘膜积液""阴囊水肿"等病，一般认为多因水饮停滞或湿热下注所致，经方五苓散为治疗常用选方。而在冯世纶老师的临证中，用方的唯一原则是方与证合，没有固定的"一般"和"常用"等概念。

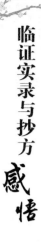

1. 关于桂枝甘草龙骨牡蛎汤方证

桂枝甘草龙骨牡蛎汤方证见于《伤寒论》第118条:"火逆下之,因烧针烦躁者,桂枝甘草龙骨牡蛎汤主之。"临床上,本方多用于以心悸、心烦、恐惧等为主要表现,证属外有寒、内有热有饮者。

本方与桂枝龙骨牡蛎汤都可用于治疗心悸、心烦等,但后方适应证多有明显营卫不和表现。

2. 关于蜘蛛散方证

蜘蛛散方证方书很少提及,见于《金匮要略·趺蹶手指臂肿转筋阴狐疝蛔虫病脉证治第十九》第4条:"阴狐疝气者,偏有小大,时时上下,蜘蛛散主之。"方由蜘蛛(熬焦)十四枚,桂枝半两组成,散服。古书中记录蜘蛛有治疗疝气之特能,如《名医别录》谓:"蜘蛛主大人小儿㿗。"现药房中多不备蜘蛛,致使该方无法使用。

冯世纶老师在本案中试以地龙代之,取效倒也快捷。不过,个案似不足以说明问题,需临证继续观察。

郁证病在三阳

案例

纪某，女，41岁。2010年3月18日初诊。

半年前因家庭变故起病，胁痛胸闷，心烦失眠，周身不适。就诊于多家医院，行相关检查，未发现明确"病灶"。口服中药及中成药，无明显疗效。诊见：两胁不舒，右胁胀痛明显，胸闷不舒，腰酸腰痛，时有头痛，心烦急躁，睡眠欠佳，口苦咽干，纳食无味，大便偏干。舌苔白，脉细弦。

依据口苦、咽干、胸闷、胁痛等表现，辨为少阳病无疑。

结合大便偏干，似可辨为少阳、阳明合病。但需注意，少阳病小柴胡汤方证也可见大便偏干，并非必合阳明。

而脉不浮，不恶寒，辨出太阳病更属无所依据。

这时候，需要我们换一个角度去思考：患者语不低，体不弱，无四逆，绝非三阴病。

在三阳病中，少阳病证凸显无疑，而诸症表现为上下表里的气血不得流畅，少阳之表即太阳，少阳之里即阳明，在调和中开表通里，三阳并治，不失为流畅气血之佳法。

方中特意加炙甘草者，重在缓急。

综合而言，辨六经属太阳、少阳、阳明合病。辨方证属大柴胡汤合桂枝茯苓丸加甘草证。

处方：柴胡12g，黄芩10g，枳实10g，白芍10g，清半夏15g，桂枝10g，牡丹皮10g，桃仁10g，茯苓12g，生大黄6g，炙甘草6g，生姜15g，大枣4枚。2剂，水煎服。

2010年3月20日二诊：诸症好转，大便转畅，胁痛、胸满、

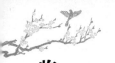

烦躁减轻,口不苦。舌苔白,脉细弦。

药后显效,也反证上诊辨证无误。

七情致病,非胀即痛,周身不适,病已半年,如从时方辨证法,可从气滞血瘀入手,施以理气活血之法。经方家也考虑到瘀滞,故用桂枝茯苓丸,但辨瘀、治瘀的前提是辨六经,六经不明,瘀血无从着落。

二诊症减便畅,故不用大柴胡汤而改用四逆散。女子久病,随着瘀滞的流通,治疗需要顾及水血之变,故合用当归芍药散。

综合而言,辨六经属太阳、少阳、太阴合病。辨方证属四逆散合当归芍药散合桂枝茯苓丸证。

处方:柴胡12g,枳实10g,白芍10g,炙甘草6g,当归10g,川芎6g,茯苓12g,泽泻12g,苍术10g,桂枝10g,牡丹皮10g,桃仁10g。7剂,水煎服。

2010年3月27日三诊:诸症持续好转,睡眠基本正常,烦躁、胸满闷俱不明显,仍感两胁及腰部不适,晚上有口干、口苦。纳食尚可,大小便正常,手足温。舌苔白,脉细弦。

考虑到太阳之表仍然不畅,故取用了柴胡桂枝汤,也反证了首诊辨为太阳的正确性。

同上诊一样,女子久病,随着瘀滞的流通,治疗需要顾及水血之变,故仍和上诊一样,合用当归芍药散。

综合而言,辨六经属太阳、少阳、太阴合病。辨方证属柴胡桂枝汤合当归芍药散证。

处方:柴胡12g,黄芩10g,清半夏15g,党参10g,桂枝10g,白芍10g,炙甘草6g,当归10g,川芎6g,茯苓12g,泽泻12g,苍术10g,生姜15g,大枣4枚。7剂,水煎服。

药后无不适,停药。

体会

1. 对"辨证论治"的思考

本案患者西医检查、诊断几乎"无病",治疗只能采用"对症疗法"和"安慰疗法"。我们必须承认,这一类患者的病痛是非常明显的,是严重影响患者生活、工作和休息的。并且,这一类患者在患病人群中是占有相当比例的。根据症状反应,采用中医辨证论治,往往能在较短的时间内为患者解除痛苦,恢复其正常的工作、生活。正如本案,仅用3诊,服药16剂,即告痊愈。

从本案中,我们似乎可以看到,中医治疗的着眼点并不像西医治疗针对具体病灶和靶点,而是着眼于整个患病机体,针对患病机体所出现的症状进行干预与调整。以计算机作类比,计算机由硬件系统和软件系统组成,硬件系统是可视的、可更换的,而软件系统是不可视的。人体也由类似"硬件系统"和"软件系统"组成,并且远比计算机复杂。伴随着人体解剖学的发展,人体的硬件系统逐渐被医学揭去了神秘面纱,甚至于大部分都可以做到"可视"、"可更换"。但人体软件系统的复杂性,软件系统病变的广泛性和复杂性,远远超出了硬件系统,甚至超出了医学研究者们的想象。当我们困惑于无法用现代科学、现代医学解读中医时,蓦然回首,我们会诧异于中医的缔造者和传承者们以其高超的智慧,创造并且丰富了一系列认识和干预(治疗)人体软件系统病变的方法,其中之一就是辨证论治。

2. 关于大柴胡汤方证

大柴胡汤方证见于《伤寒论》第103条:"太阳病,过经十余日,反二三下之,后四五日,柴胡证仍在者,先予小柴胡汤,呕不止,心下急,郁郁微烦者,为未解也,与大柴胡汤下之则愈。"又见于第136条和第165条。一般认为,本方具有和解少阳,通下阳

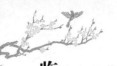

明的作用，用治少阳、阳明合（并）病者。冯老在《解读张仲景医学》一书中对其方解是："病初传少阳，势须人参补中益气，既防邪侵及里，又助正以驱邪于外。但已并于阳明，则须大黄兼攻里，人参之补，甘草之缓，反非所宜，故去之。加枳实以治心下坚，加芍药以治腹满痛，故此治少阳阳明并病而见里实心下坚、腹满痛者。"本方证的辨证要点是："胸胁苦满、口苦咽干、心下急、里实者。"

值得一提的是，胡希恕先生用本方合桂枝茯苓丸治喘，可谓别开生面。

3. 关于四逆散方证

四逆散方证见于《伤寒论》第318条少阴病篇中："少阴病，四逆，其人或咳、或悸、或小便不利、或腹中痛、或泄利下重者，四逆散主之。"本方临床使用极广，但多从脏腑辨证使用，常用其功效为疏肝和脾、调和气血等。从六经辨证认识，有注家将其作为调和"阴枢"的主方。冯老认为，本方证实属少阳病。但何以少阳病方证，条文中冠之以"少阴病"呢？

冯老在《解读张仲景医学》一书中分析，可能有两个原因，一是"原本少阴病，今传入半表半里而转属少阳也"。二是"由于热壅气郁，血行受阻，因致脉微细、四逆，形似少阴病的外观，因以少阴病冠之，教人加以鉴别也"。对本方的使用，可与大柴胡汤证合参："凡形似大柴胡汤证，不呕且不可下者，大都宜本方。"胡希恕先生认为，四逆散与大柴胡汤密切相关，四逆散实由大柴胡汤去枳实、大黄、半夏而成。

郁证也见少阴病

案例

王某，女，47岁。2010年3月24日初诊。

患者系安徽人，专门来京找冯老诊病。自述主要需要解决两种病，一是多年的"抑郁症"，长期失眠、急躁、不会高兴；二是去年2月诊断出"类风湿性关节炎"，周身关节疼痛，晨起手指僵硬。诊见：失眠（长期依赖安眠药），面色惨淡，郁郁不乐，时或急躁，恶风畏寒，阵冷阵热，手足凉，手心热，胁痛脘痞，背冷牙龆，手指近端关节疼痛、晨僵，肘、膝关节疼痛，腰痛，口中和，不喜饮。舌苔白，脉右细左沉细弦。

本案可谓"诸症百出"，患者主诉为失眠、关节疼痛，极易诱导医生从调理气血、解郁安神，或从祛风除湿、散寒通痹入手治疗。

而冯老径直抓住其汗出、恶风、畏寒、口中和，直断为太阴病表阴证，选用桂枝加附子汤。同时加用生黄芪以加强实表之力，冯老常说"黄芪证是一表证"。

左脉沉细弦，苔白，脘痞，考虑有寒饮内停，故加用茯苓、苍术温化寒饮。

综合而言，辨六经属少阴病，辨方证属桂枝加附子汤加茯苓、苍术、生黄芪证。

处方：桂枝10g，白芍10g，炙甘草6g，制附子10g，茯苓15g，苍术15g，生黄芪15g，生姜15g，大枣4枚。15剂，水煎服。

2010年4月14日二诊：患者面带喜色。诉说煎服中药无数，多为量大味劣、难以下咽者。而本次所服中药，量小易煎，且入口

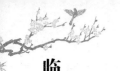

就感舒服，下咽入胃有全身温暖、舒畅的感觉。服用第4剂后睡眠就明显好转了。诊见汗出、恶风、畏寒明显减轻，关节疼痛减轻，胁痛、胃痞已不明显，仍口中和，不喜饮，但手心热、牙衄仍有。舌苔白，脉细弦。

考虑有饮邪化热，加用生地炭、防己以治饮热。

上方制附子改为12g，加生地炭15g，防己10g。14剂，水煎服。

2010年5月5日三诊：患者自述："我的抑郁症好了，现在只剩关节炎了，大夫给我治关节炎就行了。"诊见睡眠基本正常，不需服用安眠药。汗出、恶风、畏寒俱不明显，胁脘不适，尚有牙衄，口中和，纳食可，二便调，关节疼痛、晨僵较前减轻。舌苔白，脉细弦。

上方制附子改为15g，生黄芪改为18g，加党参6g。14剂，水煎服。

因路途遥远，就医不便，嘱患者上方服完后可在当地继续服用，关节不痛时停服。

体会

1. 关于少阴病

传统对少阴病的认识，认为少阴病是外感病发展过程中阴证的较危重阶段，其成因有传经、直中两途，表现有少阴寒化证、少阴热化证、少阴阳郁证及少阴经证等，证候特征为心肾阳虚，预后多有死证。冯老传承其老师胡希恕学术，以八纲释六经，多方求证，明确提出少阴病属表阴证，阴证之死多死于太阴而非少阴。冯老在《中国汤液经方》一书中就《伤寒论》第7条"病有发热恶寒者，发于阳也；无热恶寒者，发于阴也"指出："人体所患疾病在表的病证可概括为两类，一类为阳实热之体，正气相对旺盛，症状反应有发热恶寒者，为在表的阳证，也即太阳病；一类为阴虚寒之体，气血沉衰，反应有无发热而恶寒者，为在表的阴证，与太阳相对当指少阴病。"进一步明确："经方的少阴病是属六经的表阴证，即邪在表而呈虚寒一类证候者。"

2. 关于桂枝加附子汤方证

桂枝加附子汤方证见于《伤寒论》第20条："太阳病，发汗，遂漏不止，其人恶风，小便难，四肢微急，难以屈伸者，桂枝加附子汤主之。"通常认为，本方证属于过汗后阴阳两伤而表未解者，仍属太阳病。

冯老在《解读张仲景医学》一书中对本条的解读为：由于误汗，"使太阳表虚证还未解而陷入阴证少阴病。"同时明确指出："桂枝汤治太阳病即表阳证，桂枝加附子汤治少阴病即表阴证。"

本方与麻黄附子甘草汤相对应，一治少阴病有汗者，一治少阴病无汗者。二方同用附子振奋沉衰，以治表证之陷于阴者，不同之处在于一方配桂枝以解肌，一方配麻黄以发汗。

3. 关于郁证

本案患者"抑郁症"，当属中医"郁证"范畴。中医治郁理法方药极多，有治脏郁者，有治腑郁者，有治六郁者；有祛邪以治郁者，有扶正以治郁者，有平调以治郁者。而从少阴病论郁，用桂枝加附子汤治郁，实属少见论述。

不过，笔者倒记起前贤有从太阳病论郁、用桂枝汤治郁者，可与本案合参，或许会有一番感悟。《经方实验录》中有如下一段论述："旧式妇女，缺少运动，抑郁不睡，始则气逆脘痛，纳谷不畅，自称曰肝胃气。驯至头晕、心悸，经事不调，成俗所谓贫血症。脉缓而无力或细小而数。萧瑟恶寒，冬日为甚。常投桂枝汤原方，服后如曝冬日之下，大便难者得润滑而下。"

本案诊治全然未去考虑"抑郁症"，而随着邪去阳回，饮除正复，营卫调和，气血流畅，郁证自解。不治病而病已愈，这也许就是方证对应的治病境界。

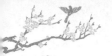

经方治疗"外邪里饮"

案例

陈某，男，81岁。2010年3月8日初诊。

近4～5个月来痰多色白。晨起颜面浮肿，午后双下肢浮肿。便秘，每日坐浴2次始可便出少许。纳食尚可，口干不喜饮，出汗不多，夜尿3～4次。血常规、尿常规、胸片、心电图等检查均未见异常。3年前曾行"肝移植手术"。舌苔厚腻，脉沉弦滑。

患者高龄，大病术后，脉沉，不喜饮，辨为里虚寒之太阴病。

着眼于痰多，辨为半夏厚朴汤方证。

综合而言，辨六经属太阴、太阳合病，辨方证属半夏厚朴汤加桔梗、杏仁、炙枇杷叶、生薏苡仁方证。

处方：清半夏15g，厚朴10g，苏子10g，茯苓12g，生姜15g，炒杏仁10g，桔梗10g，炙甘草6g，生薏苡仁18g，炙枇杷叶10g。7剂，水煎服。

2010年3月15日二诊：口干已，余症同前。

本诊着眼于痰多伴颜面、下肢浮肿，辨为外邪里饮的苓甘五味姜辛夏杏汤方证。

同时注意到太阴便秘，重加生白术。

重用生白术30g，即一以取其利水治饮之功，二以取其生津通便之能。

综合而言，辨六经属太阴、太阳合病，辨方证属苓甘五味姜辛夏杏汤加生白术方证。

处方：茯苓15g，干姜10g，五味子15g，细辛10g，清半夏15g，炒杏仁10g，炙甘草6g，生白术30g。7剂，水煎服。

2010年3月22日三诊：白痰减少，颜面浮肿减轻，患者高兴地说："有点儿乐观。"近4天头痛，有微汗出，口不干。舌苔腻，脉沉弦。

三诊诸症明显减轻，提示二诊方证辨识正确。

但增头痛、汗出，考虑有新合并之太阳表证。

此时需注意两点：在太阴里虚寒基础上，较易出现新的太阳表证，此其一；其二是在太阴里虚寒基础上出现太阳表证，往往临床表现不典型，极易误辨或忽视。正如本案，如果忽视"微汗出"，单就新增之头痛，极易误辨为药物过热所致"上火"。

综合而言，考虑头痛、汗出为新出现之太阳病，上方加桂枝10g，7剂，水煎服。

2010年3月29日四诊：患者高兴地说："加一味药头就不疼了，佩服大夫。"便秘缓减不满意。

上诊辨出合并太阳，治疗上可以改弦易辙，先用桂枝汤治疗太阳之表，表解后复治太阴之里。

冯世纶老师在上诊中，仍以前方治太阴为主，只是加一味桂枝加重治太阳之力。从疗效看，较先表后里为优。

本诊头不疼了，仍便秘。表解，故去桂枝；里滞，故加枳实。

综合而言，上方去桂枝，加枳实10g，14剂，水煎服。

2010年4月12日五诊：诸症继续好转，咽部常觉不利，有痰黏感。舌苔白，脉沉弦。

痰饮较显，加重化痰去饮之力。

上方加橘红10g，细辛增至15g，14剂，水煎服。

2010年4月26日六诊：诸症俱明显缓解，白痰尚有少许，每日坐浴1次可保证大便每日1次，口不干。舌苔白，脉沉弦。

仍考虑到里气壅滞，故加用厚朴与枳实相配，导气疏滞。

上方加厚朴10g，14剂，水煎服。

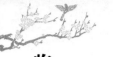

小结：本案辨六经较为简单，始终属太阴、太阳合病。但对方证的辨识有一定难度，这其中包括对方剂的选用、对药物的加减，以及对方中每味药物剂量的把握。

体会

1. 关于苓甘五味姜辛夏杏汤方证

苓甘五味姜辛夏杏汤方证见于《金匮要略·痰饮咳嗽病脉证并治第十二》第39条："水去呕止，其人形肿者，加杏仁主之。其证应内麻黄，以其人遂痹，故不内之。若逆而内之者必厥，所以然者，以其人血虚，麻黄发其阳故也。苓甘五味加姜辛半夏杏仁汤方。"本条承接前面的第36～38条而言，第36条桂苓五味甘草汤治疗外寒里饮、咳逆上气者；第37条苓甘五味姜辛汤治疗太阴寒饮、咳嗽胸满者；第38条桂苓五味甘草去桂加姜辛半夏汤治疗太阴寒饮、饮甚呕逆者；而本条苓甘五味加姜辛半夏杏仁汤治疗太阴、太阳合病而见饮甚浮肿者。从条文中可以看出，杏仁非为治咳而设，而是针对"形肿"以代麻黄之用。冯世纶老师在《解读张仲景医学》一书中指出："本方应用与苓甘五味姜辛夏汤相似，而以见头面、四肢浮肿为辨证要点。

笔者在读清代医家黄元御《四圣心源》时，注意到书中治疗咳嗽只有一证一方："咳嗽之证，因于胃逆而肺寒，故仲景治咳，必用干姜、细辛。姜苓五味细辛汤：茯苓（三钱），甘草（二钱），干姜（三钱），半夏（三钱），细辛（三钱），五味（一钱，研）。煎大半杯，温服。"姜苓五味细辛汤即本方去杏仁而成。尽管是依《内经》从脏腑作解，但治咳独耳又该方，值得体会。

2. 关于生白术

生白术通便，方书中每有论及。冯世纶老师从《伤寒论》第

28条和第174条中悟出，白术不但有利水作用，而且有温胃生津作用。凡由里虚寒所致大便硬结、大便不爽者，需要用生白术通过温胃生津液以治疗。本案从二诊开始重用生白术30g，即一以取其利水治饮之功，二以取其生津通便之能。

临证实录与抄方感悟

经方治疗"内分泌失调"

案例

王某，女，47岁。2010年4月21日初诊。

近2月来面部起斑，左侧乳房胀痛不舒，周身酸困乏力，脘腹时有胀气。纳食尚可，大便偏稀，小便较频，口干不喜饮，双目干涩，睡眠尚可，无四逆。停经2年。舌苔白润，脉细。

腹胀、便稀，可辨为太阴病。

周身酸困，面部起斑，考虑表有不和，太阳病有瘀滞。

口干、目涩、乳房胀痛，考虑有少阳病。

综合而言，辨六经属太阳、少阳、太阴合病。辨方证属四逆散合当归芍药散合桂枝茯苓丸去泽泻加红花方证。

处方：柴胡12g，枳实10g，白芍10g，炙甘草6g，当归10g，川芎6g，茯苓12g，苍术12g，桂枝10g，桃仁10g，牡丹皮10g，红花12g。7剂，水煎服。

2010年4月28日二诊：乳房胀痛明显减轻（患者用"特明显"三字形容），胃脘无不适，尚有腹胀（患者说"胀气往下走"），周身仍困乏，腰部尤甚，口干不喜饮。舌苔白润，脉细。

适当减少祛瘀之力，增加温运太阴之力。

其中，冯世纶老师反复推敲：辨太阴病之甘姜苓术汤方证当无口干。而面斑、有瘀滞、见口干，常见阳明病之大黄䗪虫丸方证。结合其他见症权衡，辨为太阴病之甘姜苓术汤方证。

辨六经属太阳、少阳、太阴合病。辨方证属四逆散合当归芍药散合甘姜苓术汤加狗脊方证。

处方：柴胡12g，枳实10g，白芍10g，炙甘草6g，当归

10g，川芎 6g，茯苓 10g，苍术 12g，桂枝 10g，泽泻 12g，炮姜 6g，狗脊 15g。7 剂，水煎服。

2010 年 5 月 5 日三诊：周身轻松许多，精神明显好转，左乳已无不适，脘腹已无胀气，尿频已无，面色明显润泽，斑色变淡，腰酸、双下肢沉困乏力尚明显，口干不喜饮。舌苔白，脉细。

以腰酸、双下肢沉困乏力为明显，易辨为太阴病之甘姜苓术汤方证。

但仍有口干，又非太阴病可解释。

结合口干、脉细，辨为厥阴、太阴合病之柴胡桂枝干姜汤合当归芍药散合甘姜苓术汤方证，不过感觉证据略显不足。

综合而言，辨六经属厥阴、太阴合病。辨方证属柴胡桂枝干姜汤合当归芍药散合甘姜苓术汤加红花方证。

处方：柴胡 12g，天花粉 12g，黄芩 10g，生龙、牡各 15g，桂枝 10g，干姜 6g，当归 10g，白芍 10g，川芎 6g，苍术 10g，泽泻 10g，茯苓 12g，炙甘草 6g，红花 10g。7 剂，水煎服。

2010 年 5 月 12 日四诊：面斑基本消退，腰无不适，双下肢尚沉困。舌苔白，脉沉细。

上诊尽管证据略显不足，但药后显效，反证六经、方证辨别无误。

本诊处方：上方干姜改为 10g，苍术改为 15g，泽泻改为 18g，茯苓改为 15g，去红花，加狗脊 15g。7 剂，水煎服。

药后无不适，停药。

体会

内分泌失调并不是一个单一的疾病，临床见症也较复杂。本案患者女性，年届"七七"，月经闭止，面斑，乳胀，周身不适，当属"内分泌失调"无疑。中医对这类患者的诊治，多从肾虚、肝郁入手，补肾疏肝，和阴阳，调气血。冯世纶老师临证，直接从六经、方证入手，取用经方治疗，每取捷效。

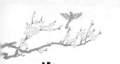

对辨六经、辨方证的再思考

先辨六经所属，再辨具体方证，有是证，用是方，简捷明了，非常便于临证学习和使用。如见"脉浮，头项强痛而恶寒"，即可辨为太阳病。再审无汗、脉紧，即可辨为麻黄汤方证，处以麻黄汤治疗即可。如见"脉微细，但欲寐"，即可辨为少阴病。再审"反发热"，即可辨为麻黄附子细辛汤方证，处以麻黄附子细辛汤治疗即可。六经辨证原本应该是这样朴素、简单、易学，并没有太多高深的理论。

当然，上述仅仅是就六经辨证的入门而言。如果据此认为辨六经、辨方证极其容易，人人都可忝列仲景门墙、登堂入室的话，也是不对的。临证时，患者有单患某一经某一方证者，辨治较易。但更多的情况是，患者所患病证多经复合，且兼夹水饮、瘀滞等，所表现六经与方证极不典型。此时，需医者依据各种征象斟酌权衡，或先辨六经再推导方证，或先辨方证再推导六经，或在可疑方证间权衡取舍，或取用方药试治以测六经、方证。书中皆言规矩，临证全在活法，这大概就与叶天士所言"治病当活泼泼地，如珠走盘耳"相去不远了。

本案六经、方证复合，辨证有一定难度。冯世纶老师在辨证时也反复推敲。

本案，时方每可取用逍遥散加减，也可有效。

案中径用经方，四逆散合当归芍药散，实已含逍遥散在内。

但经方、时方用方思路不同，指导理论不同，所处方药及接方、转方也就大不相同。

本案连续四诊，每诊皆有显效，服药28剂而收全功，确可体现经方之捷效。

经方治疗紫癜性肾炎

案例

于某，男，7岁。2009年6月7日初诊。

患儿于2008年11月无明显诱因出现腹痛，当地医院诊断为"胃肠炎"，经治疗好转。随后出现膝痛，同时双下肢出现紫癜，当地医院化验尿蛋白（++），尿潜血（+++），诊断为"过敏性紫癜，紫癜性肾炎"，经抗过敏、抗感染治疗半年余，无好转。诊见："满月脸"，精神疲惫，双下肢紫癜，咽痛，口干，便秘。舌质淡，舌苔腻，脉沉。

咽痛、口干、便秘，可辨为阳明病。

精神疲惫、舌质淡、舌苔腻、脉沉，可辨为太阴病。

"满月脸"，结合皮下紫癜，考虑为水湿在外挟瘀，有太阳"不开"。

综合而言，辨六经属太阳、阳明、太阴合病。辨方证属越婢加术汤合赤小豆当归散加白茅根方证。

处方：麻黄10g，苍术18g，炙甘草6g，白茅根12g，赤小豆15g，当归6g，生石膏45g，生姜15g，大枣4枚。14剂，水煎服。

2009年6月23日二诊：精神明显好转，紫癜消退大半，咽痛减，仍口干、便秘。舌质淡，舌苔腻，脉沉。化验尿蛋白（+），尿潜血（++）。

药已见效，故减少解表利湿"开太阳"之力。

咽痛减而便秘不减，考虑便秘属太阴病而非阳明病，故改用生白术温中生津运太阴以通便。

上方稍作调整，处方：麻黄6g，生白术18g，炙甘草6g，赤小豆10g，当归6g，白茅根10g，生石膏30g，生姜15g，大枣4枚。14剂，水煎服。

2009年7月19日三诊：上方服21剂，"满月脸"已无，精神进一步好转，双下肢紫癜消矣，仍口干、便秘。舌质淡，舌苔腻，脉沉。化验尿蛋白（-），尿潜血（++）。

舌苔腻不减，故加强祛湿化饮之力。

上方加清半夏15g，生薏苡仁18g，苍术12g，21剂，水煎服。

2009年8月9日四诊：诸症俱失，患儿无不适。舌质淡，舌苔白，脉沉。化验尿蛋白（-），尿潜血（++）。

舌苔腻已减，仍守二诊处方。

处方：麻黄6g，白茅根10g，生白术18g，炙甘草6g，赤小豆10g，当归6g，生石膏30g，生姜15g，大枣4枚。30剂，水煎服。

2009年9月17日五诊：患儿无不适，近1周2次化验均为尿蛋白（-），尿潜血（-）。

药茶善后，防死灰复燃。嘱用白茅根、芦根适量泡水代茶饮1个月，停药。

半年后随访，患儿体健。

体会

对过敏性紫癜、紫癜性肾炎的治疗，时医习用祛风脱敏药合解毒凉血活血药。本案中，冯世纶老师恪守方证对应，应用经方成功治愈。

1. 关于越婢加术汤方证。

越婢加术汤方证见于《金匮要略·水气病脉证并治第十四》第5条："里水者，一身面目黄肿，其脉沉，小便不利，故令病水。假令小便自利，此亡津液，故令渴也。越婢加术汤主之。"第25条又说："里水，越婢加术汤主之；甘草麻黄汤亦主之。"上两条明言越婢加术汤主治里水、脉沉，与越婢汤主治风水、脉浮有表里之别，关键在于加术与不加术。经方用药之讲究于此可见一斑。

原方中术用白术。冯世纶老师临证，大便偏干者取用生白术，大便不干者取用苍术。

越婢汤与麻黄杏仁甘草石膏汤皆用到麻黄和石膏，区别在于一方用到生姜、大枣，而一方用到杏仁。用杏仁偏于治喘，用姜、枣偏于逐水。今人多有善用麻黄杏仁甘草石膏汤而不善用越婢汤者，盖与用药不精不无关系。

2. 越婢汤证和越婢加术汤证中是否有口渴？

方书多认为生石膏为治阳明病主药，阳明病当见口渴，于是部分学者对越婢汤证和越婢加术汤证中是否有口渴提出争议。

冯世纶老师在《解读张仲景医学》一书中指出："其实石膏所除之热并不一定渴，口舌干而烦躁者即可用之。若是真大渴思饮，这是津液大伤的证候，须合用人参方能有济。"

笔者读《张氏医通》一书时见有如下论述，录此可供合参："或问表无大热，何得轻用麻黄？内无烦渴，何得轻用石膏？盖恶寒身肿自汗浑是湿气郁著，非风以播之，不能解散，麻黄在寒伤营剂中，则为正治；在开痹湿门中，则为导引。石膏在白虎汤中，则为正治；在越婢、青龙、续命方中，则为导引。不可以此碍彼也。"

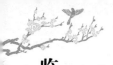

临证实录与抄方感悟

中医需要重视理论建设
—— 兼答李彦坤医师所问

近来,"冯世纶临证实录"系列文章(编者按:曾在《中国中医药报》连载)在读者群中产生了一定的反响,笔者也收到了部分读者来信,信中多见溢美之词,也不乏争鸣与意见。"文以载道",且不论文中"道"有多少,单就能引起部分中医人的关注与思考,就有它存在的意义。这需要感谢冯世纶老师的无私与报社编辑的慧眼。

6月30日贵报刊登了河北省沙河市中医院李彦坤医师的反馈:"在第十五篇《痹痛病在厥阴太阴》中,作者既然认为柴胡桂枝干姜汤偏于祛半表半里之寒,为何还要提太阴虚寒之'便溏'呢?希望予以答复。"

"令笔者感兴趣的是,如从脏腑、经络角度作解,本方证当有脾虚、脾寒(或太阴虚寒),其用方重要指征之一就是便溏。但冯老依八纲释六经,认为本方证当有便干,即148条所说'阳微结'。"这是原文内容。笔者之所以故意提到这种认识上的差异,唯一目的是想引起中医临床者的思考,思考中医,思考中医临床。

柴胡桂枝干姜汤出自《伤寒论》第147条,对该条文和该方的解读,冯老的老师胡希恕先生和伤寒大家刘渡舟先生分别提出了自己的认识,选录于下。

胡希恕先生在《胡希恕伤寒论讲座》该条文下开首就说"此方常用"。接下来解释:"胸胁满微结,胸胁满为柴胡证,微结,里面微有所结,结得不厉害,但是有所结。我们用柴胡桂枝干姜汤,就是个(人)体会,各注家都没这么注,这个柴胡桂枝干姜汤利于大便干,这也奇怪,有人一看又有干姜,又有桂枝,就认为偏温,其实这个药,大便稍溏,用它就是要泻的。所以微结,就是里头微有所结,(只)是结得不像阳明病及结胸病那样结得凶。"又说:"在临床上有无名的低热,用此方很好,没有其他的表证,但现些柴胡证,我用此方治低热,治得很多,找不出来什么原因,如肝炎低热的用此方可解除。""花粉本身有润下的作用,再加上咸寒的牡蛎一起,有通大便的作用。"

刘渡舟先生在《伤寒论诠解》中指出:"根据本方的药理作用和临床实践,用之治疗少阳病而兼太阴脾家虚的证候,确为对证之方。与大柴胡汤治疗少阳病而兼阳明胃家热实的证候相对比,恰有寒热虚实对照鉴别的意义。少阳不但为表里之枢,也为阴阳之枢,故临近于太阴。当少阳病内及太阴之时,则可见脘腹胀满、便溏不调、脉缓无力等证。在临床上某些慢性肝病的患者,常可见到这类证候,它既有口苦、口渴、心烦、胁痛等肝胆热郁之证,又有便溏、腹胀、纳差等脾胃虚寒之象。由于本方寒热并用,肝脾同治,既清肝胆之热,又温脾胃之寒,故用于治疗这类寒热错杂的肝脾疾患,疗效卓著。"

我们从这两段文字中可以看出,两位老先生都是从临床角度解读的。我们可以确信,两位老先生都是实话实说,彼此在临床上也就是这样用的。

问题出来了。同一方证,便干和便溏截然相反,而两种说法又都是来源于实践,都没有错。为什么?

类似的问题,中医临床者需要思考,中医需要思考。

对这一问题的解释,至少有两种可能:一是两位老先生所说的方证的内涵不同,或者不完全相同。这种现象在中医学术界的争鸣中经常可以见到。

在对本方证解读中,我们可以注意到,刘渡舟先生对本方的临床运用,着眼于肝胆郁热和脾胃虚寒,并没有涉及表证,方中桂枝配干姜，意在"通阳化阴以行三焦"。而胡希恕先生对本方的临床运用，更多的提到"低热"，并且提出"此方合用桂枝甘草多少有解表（的作用）"。联想到清代医家柯韵伯在《伤寒来苏集》中也有过类似认识："小柴胡加减之妙，若无定法，而实有定局矣。更其名曰柴胡桂枝干姜，以柴胡证具，而太阳之表犹未解，里已微结，须此桂枝解表，干姜解结，以佐柴胡之不及耳。"

在分门别类与涵盖各家中明确与完善中医各种概念的内涵与外延，这是中医理论建设中需要逐步解决的问题。

第二种可能是：在这一具体问题上，中医理论滞后于临床。两位老先生的认识俱来自于临床实践，彼此的理论认识不能解释或包含对方的实践，这就需要用一种新的认识、新的理论来解答和指导。中医来源于实践，但实践本身仅是"术"而已。作为一门完整而成熟的学科，仅有"术"是远远不够的，必须完善"术"之上的"道"。也就是说，完善和发展中医理论体系是中医学发展过程中的必需。

至于李彦坤医师问题中是不是还有另外一层意思，那就是"你在文字中传承的是胡希恕先生、冯世纶老师的学说，没有必要提到别的学派的认识呀"？笔者始终认为，中医学中流派纷呈、各家争鸣，极大地丰富和发展了中医学，同时也为后学者提供了成长的沃土。张仲景不也提倡"博采众方"、反对"各承家技"嘛（如果《伤寒论》序言确实出自张仲景之手的话）！元代医家王好古在这一方面为我们做出了榜样。王好古学宗易州张元素，属"易水学派"传人，但他并没有排斥同时代的"河间学派"，他在《此事难知》一书中中肯地提出了自己的认识："近世论医，有主河间刘氏者，有主易州张氏者。盖张氏用药，依准四时阴阳升降而增损之，正《内经》四气调神之义，医而不知此，是妄行也；刘氏用药，务在推陈致新，不使少有怫郁，正造化新新不停之义，医而不知此，是无术也。然而主张氏者，或未尽张氏之妙，则瞑眩之药，终莫敢投，致欠机后时而不救者多矣；主刘氏者，未悉刘氏之蕴，则劫效目前，阴损正气，遗祸于后日者多矣！能用二家之长，而无二家之弊，则治法其庶几乎！"

行文至此，对柴胡桂枝干姜汤方证，笔者有一个不太成熟的想法，提出与诸位同道共同探讨。可不可以这样认为：如果我们从"外感"立论，治疗着眼于"邪"，那么柴胡桂枝干姜汤证重在邪气郁结，临证当见邪气郁结所致大便偏干（腑气不畅）。如果我们从"内伤"立论，治疗着眼于"正"，那么柴胡桂枝干姜汤证重在脏腑功能失常，临证当见脾寒所致大便偏稀。当然，胡希恕先生、刘渡舟先生，以及笔者恩师冯世纶先生都不会认同这一想法，笔者也只是偶一思及而已。

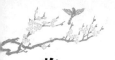

临证谈方证对应

中医临证的主要治疗手段是辨证论治。医生通过四诊合参,辨出某证,然后处方用药治疗这一证。也就是说,治疗的对象是证,治疗的工具是方。疗效的有无,取决于所开之方与所辨之证是否吻合。"有是证,用是方",只要方证对应,就可取得疗效。

但,方证对应并非机械的、标准化的。面对同一病证,不同的医生也许会开出不同的方,不同的方与同一的证似乎也能做到方证对应。举例如下:

患者李某,男,23岁。起病3天,症见鼻塞、浊涕色黄、头痛(前额较甚)、口苦、咽干、大便干、纳食尚好,无恶寒、发热,舌质红,舌苔黄,脉数。诊断为鼻渊(急性鼻窦炎)。

面对这一患者,可以有如下4种治法。

方法一,采用六经辨证法。六经辨证法是在阴阳学说指导下构建的。病性分阴、阳,辅以表、里、半表半里三种病位,即一分为六,而成六经辨证。

案中急性起病,一派热证、实证,病性属阳无疑;

无恶寒、发热,排除太阳;

口苦、咽干属少阳;

头痛、黄涕、便干属阳明。

综合而言,辨证属少阳、阳明合病,治疗以清解少阳、阳明为法,方用大柴胡汤加减。

处方:柴胡12g,黄芩12g,清半夏9g,枳实9g,白芍9g,酒大黄(后下)9g,生石膏(先煎)24g,白芷9g,生甘草3g。3剂,水煎服。

方法二，采用脏腑辨证法。脏腑辨证法是在五行学说指导下构建的。以五脏为中心，把人体一分为五，辅以寒热、虚实、表里、气血等，即成脏腑辨证。

案中病位在鼻窍，鼻窍属肺；

头痛重在前额，前额属阳明经；

且肺胃相连，热常相移。

结合涕黄、苔黄、口苦、脉数，辨证属肺胃热盛，治疗以清泻肺胃为法，方用凉膈散加减。

处方：连翘15g，黄芩12g，栀子12g，薄荷（后下）9g，酒大黄（后下）9g，竹叶3g，桔梗12g，生甘草3g。3剂，水煎服。

方法三，采用升降辨证法。升降辨证法实际上仍然隶属于脏腑辨证法，金元医家李东垣最早明确把升降辨证法引入脏腑辨证法中，属于脏腑辨证法的进一步发展。此法移用于五官清窍病的治疗中，用途极广。

案中属清窍受病，清窍功能正常，有赖于清阳上走清窍，清升浊降有序。而一旦发病，如鼻塞、流涕，明显属于清阳不能上走清窍，浊阴窒塞不降。

辨证属升降失司，浊阴滞窍，治疗以升清降浊、泻热通窍为法，方用苍耳子散加减。

处方：苍耳子9g，辛夷（包煎）9g，白芷9g，薄荷（后下）9g，黄芩12g，栀子12g，酒军（后下）9g，生薏苡仁15g。3剂，水煎服。

治疗总以升清阳、降浊阴为法。只是用药时需要考虑升降失司所涉及的脏腑，以及浊阴的寒热属性、升清阳与降浊阴的主次比例等。

案中处方以苍耳子、辛夷、白芷、薄荷升清阳，通鼻窍，以黄芩、栀子、酒军、生薏苡仁降浊阴、清郁热。

方法四，采用辨病用药法。辨病用药法是针对病而处方，也就

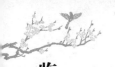

是古人所说的"一病有一病之专方"。这种用药法在临床上也很常用。只是这里的病专指中医的"病",实际上仍然属于以方治证,只是这种证对于这一具体病是相对固定的、特定的。也就是说,这种用药法的前提是"一病有一病之专证"。例如痈病,总属热毒壅滞气血而成,因此常见证即热毒壅滞证,这时就可以用一清热解毒之专方治疗这一专病了。

案中鼻渊,即属鼻窍内出现痈脓,属痈病,选用治疗痈毒之专方五味消毒饮加排脓之品,亦属方证对应。

辨证属热毒壅滞,窍生痈脓,治疗以清热解毒排脓为法,方用五味消毒饮加减。

处方:金银花15g,野菊花15g,蒲公英15g,紫花地丁15g,紫背天葵15g,桔梗12g,白芷12g,生薏苡仁15g。3剂,水煎服。

综上所述,可以肯定地说,以上四方基本上都做到了方证对应,都会取得疗效,只是疗效有高下之分而已。

中医是一门充满智慧的科学,中医的很多东西是需要通过"悟"才能逐步明白的。当我们面对"辨证论治",力图将其条理化、规范化,力图将其说清道明时,我们会发现,我们的语言、文字似乎不足以做得到。这也正应了老子那句话:"道可道,非常道;名可名,非常名。"

方证对应,这是每一个临床中医毕生研究的课题,这个课题只有研究过程,永远没有结题的时候。我们可以总结、传承许许多多方证对应的实例(例如张仲景在《伤寒论》中所总结的),但这只是实例而已,并不是方证对应的全部。

经典的作用在于熏陶

中医经典,具有很强的实用性,这是毋庸置疑的。一部《伤寒论》,成就了一代又一代许许多多的临床大家。《伤寒论》中所载经方,是历代医家手中起死回生的常用方。

于是,后学者对于中医经典的学习,以《伤寒论》为例,很多是从实用性的角度学习的。于是,在对《伤寒论》的研究中就出现了"以方类证""以法类证"等研究方式。

记得上大学时,听过两位老师讲《伤寒论》。一位老师分类严谨,板书认真,听课时能记下很规范的笔记。而另一位老师旁征博引,信马由缰,听得饶有兴趣,笔记本上却只能记下几个零星的字眼。临证多年,回过头来思考,前一位老师的课重在实用,记住就能用;后一位老师的课重在熏陶,影响你的思维。

要成为临证中的"上工",需要有"上工"的临证思维。经典的作用在于实用,更在于熏陶。

一部《伤寒论》,吸引了历代众多的研究者。"释典",成为多少大医倾注毕生心血的事业。几乎每一段条文,都会出现"仁者见仁,智者见智"的不同注解。

近读《伤寒论》第279条,见当代两位"伤寒大家"对其有不同认识,颇觉有趣,录之于下:

《伤寒论》第279条:"本太阳病,医反下之,因而腹满时痛者,属太阴也,桂枝加芍药汤主之。大实痛者,桂枝加大黄汤主之。"

胡希恕先生在《胡希恕伤寒论讲座》中是这样解读的:"本来是太阳病,误'下',引邪入里,这个腹满是实满,不是虚满;这个

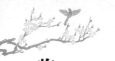

痛也是实痛,也不是虚痛。""他不是太阴病,要是太阴病还能用大黄吗?……真遇到太阴病,一搁芍药、大黄,一治一个死。""这正是教人鉴别真正的太阴这种'腹满时痛'与(本条)本方证,就是桂枝加芍药、桂枝加芍药大黄的鉴别法。""如果实满实痛轻微者,用芍药就行,表不解你得配合桂枝汤,所以桂枝汤加重芍药就可以了。要是大实大满,那你非通大便不可,还得加大黄。"

刘渡舟先生在《伤寒论诠解》中是这样解读的:"误下太阳,虚其里气,邪气因入,而见腹满时痛,故曰'属太阴也'。若属太阴虚寒,寒湿内阻,升降失常的证候,则应见吐利。而今不见吐利,只见腹满时痛,说明非为阳虚寒湿之证,而是太阴脾脏气血阴阳不和,肝木乘土之证。……治以桂枝加芍药汤,调和气血阴阳,缓急止痛为法。""脾本身气血不和所致之腹满时痛,非寒非热,故理中、四逆、承气等方均非所宜,应以调和气血阴阳的桂枝加芍药汤最为贴切。""方中桂枝仅用三两,而芍药用了六两,芍药为血分药,其量倍于桂枝,必然制约桂枝的解表作用,可见本方并不为解表而设。""阳明与太阴相表里,太阴脾脏受邪,邪气外薄阳明,使阳明腑气不利,所以脾部大实痛。治以桂枝加大黄汤调和太阴气血兼泻阳明瘀滞。"

在两位老先生的学术体系中,都认为太阳病是表证,太阴病是里虚寒证,这是解读这一条文的共同基础。在解读中,我们能发现,至少有两个问题需要讨论:一是本条文所述是不是太阴病?二是本条文所述有没有太阳病?

胡老认为,本条文所述不是太阴病,是太阳病见"实满""实痛"。桂枝汤仍为治疗太阳病,加芍药、加大黄治疗实满、实痛。而刘老认为,本条文所述是太阴病,是太阴气血阴阳失和之证,大实痛是太阴病兼见阳明瘀滞。桂枝汤治里,非为太阳病而设。

两位老先生的解读看似截然不同,水火不容,从真理的"一元性"认识,必然有一对一错之分。当年作者写下这一条文时,想要表达的意思肯定也是"一元"的。但两位老先生的解读都是从临床实践中来，都符合临床实践，从实践检验真理的角度来认识，又都是正确的。如临床中经常见到肝脾不和之腹满、腹痛，桂枝加芍药汤、桂枝加大黄汤往往应手而愈，这类病变确属太阴病，而不见太阳病。而临床中也常见到太阳病见腹满、腹痛，用桂枝加芍药汤、桂枝加大黄汤屡用屡效者。曾治一老者，体弱多病，近2日腹痛、腹胀满、大便不通，经外科检查排除急腹证，伴见恶风、汗出、脉偏浮。考虑为太阳、阳明合病，投以桂枝加大黄汤1剂，当晚大便2次，次日诸症悉愈。

　　从上述分析中我们可以得到如下启示：解读经文可以从不同层次、不同角度解读，正所谓"横看成岭侧成峰，远近高低各不同"。这也是经典之所以成为经典的原因。所有经得起实践检验的解读，都有其存在的必然性，都是"真理"。读经典，兼读各家对经典的解读（而不枯守一家），有助于培养我们的临床思维，丰富我们的临床思维，让我们的临床思维在潜移默化中形成和丰富，这就是前文所说经典的"熏陶"。也许，经典最大的魅力即在于此。

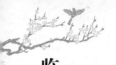

跟冯世纶老师学习体会

中医是一门人体实验医学,是一门实用性的理论医学。

每位临床医生在其成长过程中,在不同的阶段可能会遇到各种发展中的"瓶颈"。这种"瓶颈"会让我们在较长的一段时间里临床水平徘徊不前,原地踏步。力争在较短的时间段内突破这一"瓶颈",会为我们赢得更多的临床生命。那么,如何突破这一发展中的"瓶颈"呢?在临证中反复实践、进一步思考,这是方法之一;在临证中进一步读书、学习,这也是方法之一;当然,最快捷的方法也许是老师的点拨,跟师学习更是重要的方法之一。

关于经方和时方,笔者经过多年的临床实践,逐步体会到两点:

第一点是经方与时方的组方境界不同。举例来说,我在临床上治疗"热淋",早期从湿热下注入手,使用时方八正散方加减,效果不错。后来从少阳病入手,使用经方柴胡剂加减,效果更好。在这样的临床实践中反复思考,逐步体会到很多经方的组方更侧重于"治病求本",而部分时方的组方更多着眼于"治病"。

第二点是不论使用经方、时方,甚至是单味药,疗效的取得是建立在方证对应基础上的。方书中可以洋洋洒洒记录很多证和相应的很多方剂,但我们经常感觉到在临床上不好使。对于临床医生的方证对应,并不是教材中的某证用某方,而是临床医生开出来的处方和面前病人的病证相对应。这张处方包括所用方剂、药物加减、每味药物的剂量,以及剂数和煎服法。病人的病证包括就诊时的证情、就诊前的治疗、就诊后可能的证情演变等。某病分几个证型,每一证型用哪一方,即使掌握再多,甚至说起来口若悬河,并不意味着肯定能成为一名有疗效的医生。反而部分成名的医生中，有终生善用某一方（或某几方）、某一味药（或几味药）而疗效颇佳。为什么？能不能做到临证时的方证对应是取得疗效的关键。正如冯世纶老师所说："无论是经方派，还是时方派，最终都要把辨证论治落实到'方证相对'。'证候→方药'乃是中医所有辨证方法的最终目的。换言之，方证对应是中医所有辨证的尖端。"

当明白这两点的时候，我意识到，要想进一步提高自己的临床水平，学习经方的方证对应是当务之急。于是在 2010 年 3 月，拜当代经方大家冯世纶老师为师，侍诊抄方 3 个月，结合反复阅读老师的著作，对经方的认识、使用有了一个大的飞跃。之后近 1 年的临床，在同行眼里，处方有了较大的变化。自己的体会：处方越开越小，用药越来越准，处方的感觉越来越好。

"医者，意也"。学习中医，知识的积累固然重要，但当知识累积到一定程度时，智慧就显得更为重要了，这也就是古人说的"悟"。跟师学习也同样如此。"象其形者死，学其神者活"。老师更主要的作用在于点拨、启悟，弟子所学最为重要的是治病处方境界的提升。

跟冯老学习，收获是多方面的。往大里说，学到了冯老对中医、对经方的坚守、艰守。往小里说，学到了经方方证的具体应用。兹举方证应用方面的收获数例如下。

1. 治疗发热可以"心狠手辣"

当年上海中医界祝味菊用药被称为"心狠手辣"。跟冯老临证抄方，最为震撼的一点是冯老屡用大青龙汤治疗小儿发热，生麻黄常用 18g，生石膏常用 45g，甚至 100g，且疗效奇佳。

如治疗徐姓患儿，4 岁。发热，有痰，盗汗，苔白，脉浮紧。

处方：麻黄 18g，桂枝 10g，杏仁 10g，炙甘草 6g，桔梗 10g，苍术 15g，生薏仁 18g，败酱草 18g，清半夏 15g，生石膏

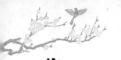

45g，生姜15g，大枣20g。水煎服。服半剂，当晚即汗出热退，止后服。

笔者在惊叹之余，想到了四个字："心狠手辣"。退而静思，小儿外感发热，病为太阳阳明外邪里热，邪实、邪闭，去邪宜速。否则因循姑息，易生变证。

笔者于2011年2月11日治疗一患儿，男，6岁。发热2天，不食不饮，精神欠佳，时时沉睡，不咳无痰，也无四逆。服用"肥儿丸"1次（6粒），大便2次，发热稍减，继又转甚。服西药退热药，也只有短时之效。舌苔黄白薄腻，脉数。患儿但热不寒，无汗出。不渴不饮，腹软无明显拒按。

但热不寒，又无汗出，舌苔腻，服肥儿丸有效，考虑为里实热之阳明"胃家实"证。但患儿不渴不饮，腹软无明显拒按，处方时又犯犹豫。思之再三，处一调胃承气汤，总觉不妥。思及冯老用大青龙汤治疗小儿发热，去邪宜速，缓则正气不支，遂处以大承气汤。

处方：生大黄（后下）6g，芒硝（分冲）6g，枳实6g，厚朴6g，1剂，水煎服。患儿服药1次，泻下3次，热退，精神好转，知饥索食，次日痊愈。

按：单从辨证分析，本案很难辨出大承气汤证。除但热不寒、舌苔黄白腻、脉数外，似没有其他证据支持承气汤证。

进一步分析，尽管时时沉睡，但没有"四逆"表现，结合病起2天，不考虑"三阴证"。

在"三阳证"中，无寒热往来，不考虑少阳证；

但热不寒，且无咳、喘，不考虑太阳证。

唯一可能就是阳明证。

无汗，除外白虎汤证。

服肥儿丸有效，考虑承气汤证。

在选用承气汤类方时，本应选用以泻热为专长的调胃承气汤方。但考虑到患儿年幼，不食不饥，去邪缓则易生他变，故径直投用大承气汤，半剂即邪去正复而愈。

需要说明的是，本案中的腹诊为临床如实记录。如果有误，可能和笔者的腹诊水平及患儿配合有限有关。

2. 小青龙汤可以这样加减

久咳、夜咳、冬季咳，以及寒哮，多见小青龙汤证。小青龙汤方是笔者治疗咳、喘、哮最常用方之一。但临证每见部分患者，根据脉、舌症，可辨出小青龙汤证，唯有汗出一症不支持。遇到这种情况，笔者以前处理方式是麻黄用炙麻黄，或加收敛药，或弃用小青龙汤而改用他方。

跟冯老师后，发现冯老每例患者几乎都要问"出汗吗"？"汗多吗"？太阳病，如果有汗，冯老用桂枝剂；无汗，用麻黄剂。退而静思，小青龙汤证有汗出是不可以用麻黄的。重读《伤寒论》第40条，见方后加减中有"若喘，去麻黄，加杏仁半升，去皮尖"。小青龙汤去麻黄加杏仁，不就由麻黄剂变为桂枝剂了吗？这不正符合有汗用桂枝剂吗？于是，在我的临证中，就变成了"若汗，去麻黄，加杏仁"。

笔者于2011年1月4日治一患者，男，65岁。近5年来间歇性咳嗽，冬季较甚，"立春"后缓解。食冷及受凉易诱发或加重。近1周夜咳较甚，不得安睡。伴见咽干、咽痒、胸闷，痰不多，纳食欠佳，不喜饮，连续性咳嗽后有汗出。舌质淡暗，舌苔薄白，脉细弦缓。

辨为寒饮咳嗽，选用小青龙汤去麻黄加杏仁散寒通阳化饮。

处方：桂枝9g，生白芍12g，炒杏仁12g，干姜3g，细辛3g，五味子9g，姜半夏9g，生甘草3g。5剂，水煎服。

患者当日服1剂，晚上即能安睡，5剂服完，咳嗽明显减轻，胸部畅快，纳食有增。原方稍作调整，继服14剂，无不适，停药。

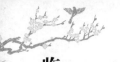

按："有汗用桂枝，无汗用麻黄"，这是中医后学者耳熟能详的一句话，但要真正明白这句话的含意，需要我们在临床中体会，需要真正活用到临证中。

本案夜咳、冬季咳、食冷咳，结合舌象、脉象，辨为小青龙汤证无疑。但小青龙汤证理当无汗，而本案患者易汗出，如服小青龙汤原方，尽管咳嗽一症会暂时减轻，但汗出一症会加重，致使接方困难。

而去麻黄加杏仁，即转为桂枝剂，不但不会使汗出加重，反而可以治疗汗出。一药之挪移，都需要开一悟境，得之不易。

3. 五苓散方如此好用

五苓散方温阳利水，为历代医家常用名方。跟师前，笔者对本方使用甚少，原因是对方证把握不准，成事有限，误事有余。跟随冯老师学习时，见冯老屡用五苓散方治疗饮病，见效可谓立竿见影。冯老用五苓散方多抓住三点，一是口干，二是尿频或者尿不利，三是有汗，排除其他邪实，属外邪里饮证，即可投用五苓散方。如2010年3月22日治疗梁某案："梁某，女，56岁，头晕3个月，目眩，口干，小便频，有汗。苔白，脉弦细。处方：桂枝10g，茯苓12g，泽泻12g，猪苓10g，苍术12g，清半夏15g。7剂，水煎服。"

笔者于2010年12月8日治疗一患者，女，72岁。近2～3个月来四肢疲软无力，心慌心悸，易惊眠差，时有烘热汗出，间歇性头痛。口干，尿频，夜尿4～5次。昨日突发左侧耳垂下方肿胀、触痛（西医诊断为"腮腺炎"）。多年来便秘，常服"泻药"，大便干结，3～4日一行。有"高血压病"史，血压维持欠稳定。体瘦面白，语声无力。舌质淡暗，舌苔薄白，脉细弦缓。

根据乏力、心悸、易惊、有汗等表现辨为太阳病桂枝甘草龙骨牡蛎加人参汤证；

根据口干、尿频、夜尿多、有汗辨为太阳病五苓散证；

结合便秘，加枳实、瓜蒌仁。

"腮腺炎"属新病，常规本当先治疗新病，后治疗宿疾，但考虑到患者高龄体弱久病，舌象、脉象并未见明显邪实，故治疗上暂不考虑，观察药后反应再行更方。

处方：桂枝12g，炙甘草6g，生龙、牡（各）30g，茯苓15g，猪苓15g，泽泻15g，生白术15g，瓜蒌仁18g，红参9g，枳实9g。上方服药7剂后，腮腺区肿痛全消，四肢无力、心慌、心悸明显好转，尿频、便秘俱有好转。上方继服14剂，诸症缓解，生活质量明显改善。

按：本案患者高龄体弱，新病、宿病并见，诸症表现杂乱且较重，辨证较难入手。尤其是按常规很难辨出五苓散证而投用五苓散方。按冯老辨方证法，常可化难为易，屡收奇效。

4. 先辨六经、八纲绝非空言

冯老在学术上力倡先辨六经、八纲，继辨方证。"经方治病是先辨六经、八纲，继辨方证，求得方证对应而治愈疾病"。冯老在临床上，对每例患者都是如此辨证论治。遇有疑难病例，总是以八纲为手段，在六经与方证之间反复斟酌、推敲。

更年期综合征，很多患者阴阳失调，气血紊乱，诸症纷出。笔者在跟师前，每以柴胡加龙骨牡蛎汤加减治疗，效者多，不效者亦常有。跟随冯老后，发现冯老治疗本病，有用柴胡加龙骨牡蛎汤治疗者，但更常用的是柴胡桂枝干姜汤。面对同一患者，冯老辨为柴胡桂枝干姜汤方证，而我却辨为柴胡加龙骨牡蛎汤方证。百思不解，请教冯老。

冯老说："不要直接辨方证，先辨六经、八纲呀。在表、里、半表半里之中，如果你辨出是半表半里证，继续辨阴、阳属性。如果是半表半里阳证，那就是少阳病，进一步你可以辨出柴胡加龙骨牡

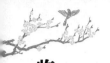

蛎汤证；如果是半表半里阴证，那就是厥阴病，进一步你可以辨出柴胡桂枝干姜汤证。"原来如此！原来二方证的区别在于阴、阳二字上，原来自己在使用柴胡加龙骨牡蛎汤时竟然不辨阴、阳！我突然明白，什么叫"胜读十年书"！

笔者于2010年12月28日治疗一患者，女，51岁。近2年心烦心悸，失眠多梦，乏力懒动，时有烘热汗出，纳食欠佳，大便偏干，手足四逆。停经1年。舌质暗红，舌苔白，脉细弦。

证属半表半里阴证，方证属柴胡桂枝干姜汤证。

处方：柴胡9g，桂枝9g，干姜6g，天花粉12g，黄芩12g，生龙、牡（各）30g，姜半夏9g，茯苓12g，炙甘草6g。7剂，水煎服。药后诸症有所改善，随症加减治疗1月余，诸症缓解。

按：类似病例笔者在跟师之前多用柴胡加龙骨牡蛎汤加减治疗，倒也多能见效。但跟随冯老学习后，改为柴胡桂枝干姜汤加减治疗，体会到疗效较前明显提高。

冯老治疗胃病常用外台茯苓饮方，治疗失眠常用柴胡桂枝干姜汤方，但这样用方的前提是此胃病属太阴病，此失眠属厥阴病，必须先辨六经。冯老于2010年3月13日曾接诊一女性患者，45岁，自诉："胃有点胀得慌，顶得慌，2年了，吃东西还行，有时有点泛酸。"经四诊，冯老书写医案为："胃脘不适2年，口干，四逆，少腹痛，大便干2日一行。苔白，脉沉细。"处方为：柴胡12g，黄芩10g，天花粉12g，生龙、牡（各）15g，桂枝10g，干姜6g，当归10g，白芍10g，川芎6g，生白术18g，泽泻18g，茯苓12g，炙甘草6g。

本案不选用外台茯苓饮的原因在于辨六经属厥阴。

临证对"有汗用桂枝"的体会

"有汗用桂枝，无汗用麻黄"，这是指使用桂枝汤、麻黄汤而言。

《伤寒论》第 16 条在谈到无汗不可用桂枝汤时强调："常须识此，勿令误也。"

自然，临证在辨识桂枝汤证、麻黄汤证时，有无汗出是很重要的指征之一。

在跟随冯世纶老师学习期间，见冯老问诊，非常重视患者的有无汗出。而有无汗出，往往是冯老选用"麻黄剂"和"桂枝剂"的重要指征。

冯老在其著作中也明确指出："这里要注意，太阳病根据汗出和无汗的症状特点，来判定表虚和表实，在治疗上形成宜用桂枝或麻黄系列药的关键。"（《解读张仲景医学》）

由"有汗用桂枝汤"延伸到"有汗用桂枝剂"，这一思维认识的转变，可为我们临床开一新的悟境。今就笔者临证，谈谈粗浅体会。

1. 咳嗽有汗用桂枝剂

病案 1：冯某，女，42 岁。2012 年 12 月 8 日初诊。

咳嗽 3 月余，渐进性加重。咳嗽呈阵发性、连续性，有少许白痰，近咳嗽夜甚，影响睡眠。咽痒则咳，咳则伴气紧。纳食尚可，食冷易胃脘不舒，大便日 1 次。口干，不喜多饮。平素易汗出，咳则有汗。舌质淡暗，舌苔薄白，脉细弦。

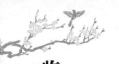

证属表寒里饮。治以温散寒饮为法，方用小青龙汤加减。

处方：炒杏仁12g，桂枝6g，生白芍6g，干姜3g，细辛3g，五味子9g，姜半夏9g，炙甘草3g。7剂，水煎服。

2012年12月15日二诊：偶发咳嗽，较轻，不影响睡眠，周身舒适很多，余无明显不适。舌、脉同前。

上方去半夏加制附子（先煎）9g，7剂，水煎服。

药后痊愈。

分析：小青龙汤治疗"伤寒表不解，心下有水气"。本案辨出"心下有水气"（即"寒饮"）较易，似乎不易辨出"伤寒表不解"。但从服药后患者自诉"周身舒适很多"，反推服药前周身不适、不畅，当有"表不解"。

小青龙汤方中麻黄、桂枝并用，当为麻黄剂。"表不解"当为表实无汗。而本案患者易汗、有汗，本不当用小青龙汤。

类似本案，咳、喘似小青龙汤证而症见有汗者，临证较为多见。如取用小青龙汤，往往可致汗出增多而见乏力头昏；如不取用小青龙汤，而用他方，往往取效极难。

冯老常说：中医临床是以方治证。用不用麻黄剂、桂枝剂，取决于有没有麻黄证、桂枝证。

笔者思考，有汗用桂枝，如小青龙汤中去掉麻黄，即可由麻黄剂变为桂枝剂，即可用于有汗。于是，笔者遇此证，每每用小青龙汤方去麻黄加炒杏仁。

2. 汗多感冒用桂枝剂

病案2：李某，男，78岁，2011年11月13日初诊。

患者有糖尿病史30余年，高血压病史20余年，长期使用胰岛素、降血压药维持治疗。近2年精神欠佳，反复"感冒"，要求中医治疗。

诊见：少气懒言，体胖汗多，鼻流清涕，晚上口干、足热。舌质淡暗，舌苔白润，脉沉细。

分析：本案症见少气懒言，脉见沉细，可辨为"但欲寐，脉沉细"之少阴病。

结合反复鼻流清涕，笔者首先想到的第一个方证是麻黄附子细辛汤证。

但麻黄附子细辛汤证属麻黄剂，症当见无汗。而患者平素汗多，用麻黄剂显然不合适。

笔者又想到了有汗用桂枝。于是，仍然取用麻黄附子细辛汤方，以桂枝、白芍、炙甘草取代方中麻黄，变麻黄剂为桂枝剂。

或谓：案中处方似桂枝加附子汤。

桂枝加附子汤立足于太阳病，本案处方立足于少阴病，二方有别。

综合而言，证属阳虚阴盛，卫表不固。治以温振阳气、祛邪固表为法，方用麻黄附子细辛汤加减。

处方：桂枝9g，生白芍9g，细辛3g，制附子（先煎）15g，炙甘草3g。7剂，水煎服。

药后精神有所好转。上方持续服用28剂，精神明显好转。之后间断服用，虽然仍有汗多，但生活质量较好，不再反复"感冒"。

3. 痹痛有汗用桂枝剂

病案3：王某，女，73岁。2012年9月27日初诊。

患"类风湿性关节炎"10余年，长期不规律服药。近1年余痹痛加重，持续服用中药治疗，但病情无明显好转，仍需每日服用"止痛药"（双氯灭痛片）。

诊见：双手近端指关节肿胀变形，僵硬疼痛，周身关节疼痛，卧床呻吟。面黄白，体瘦弱，纳食少，不喜饮，自汗出。舌质暗

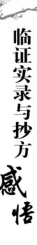

红，舌苔薄白，脉细缓。

证属正虚邪滞。治以扶正祛邪、通络止痛为法。方用枳术丸合麻黄附子细辛汤加减。

处方：生白术15g，鸡内金15g，桂枝9g，赤芍12g，制附子（先煎）15g，细辛3g，全蝎6g，土元9g，炙甘草3g。7剂，水煎服。

2012年10月4日二诊：药后纳食稍增，痹痛稍减。

上方加党参9g，14剂，水煎服。

2012年10月18日三诊：纳食、精神渐好转，关节疼痛明显减轻，已停用"止痛药"汗出减少。

上方党参改为红参9g，28剂，水煎服。

本案患者至今仍在间断治疗，关节基本不痛，体质明显改善。

分析：本案处方由三组药物组成。

用枳术丸加减健脾开胃，后加党参或红参补益脾气。

用麻黄附子细辛汤温振阳气、温通经络，因有汗出，去麻黄改用桂枝、赤芍、炙甘草。

用全蝎、土元祛风逐瘀、通络止痛。

或谓：本案用方中实寓甘草附子汤，可用甘草附子汤加减而出。

甘草附子汤由甘草、附子、白术、桂枝组成，治疗"风湿相搏，骨节疼烦，掣痛不得屈伸，近之则痛剧，汗出短气，小便不利，恶风不欲去衣，或身微肿者。"（《伤寒论》第175条）但笔者在案中所用白术专为运脾，并非为祛湿而设。

或问：运脾和祛湿的区别何在？

运脾针对正，祛湿针对邪。

谈到甘草附子汤，笔者在读《黎庇留经方医案》时注意到一案："陈村五截桥内，余某，以果园为业。其妻患腰痛，脚拘急，痛甚，筋脉抽搐。余某背负之而出，延余调治。予断为风湿病候之剧者。症由风湿相搏，以甘草附子汤大剂，日夜各一。后以真武加入桂枝、北辛，十余剂而愈。"

本案似无特别之处。但笔者在分析两张处方时在笔记本上写下了：麻黄附子细辛汤→麻黄附子甘草汤→桂枝附子甘草汤加白术（甘草附子汤）→桂枝芍药细辛附子汤加茯苓白术生姜（真武加入桂枝、北辛）。

方无定方，方以示法，临证全在活法。

4. 汗多失眠用桂枝剂

病案 4：刘某，女，42 岁。2013 年 3 月 25 日初诊。

近 1 年来时时汗出如洗，多方治疗不效。

诊见：平素易汗出，但近 1 年来汗出明显增多，无明显"烘热""恶寒"，精神尚好，睡眠欠佳，易急躁，纳食好，大便调。舌质暗红，舌苔薄白，脉细弦缓。

证属太阳、少阳合病。治以调和太阳、少阳为法，方用柴胡桂枝汤加减。

处方：桂枝9g，生白芍18g，柴胡9g，黄芩12g，姜半夏9g，生龙、牡各30g，炙甘草6g。7剂，水煎服。

2013年4月1日二诊：药后汗出有所减少，周身舒畅许多。

上方加生白术15g，鸡内金12g，7剂，水煎服。

上方连服21剂，汗出明显减少，不影响生活，睡眠改善。

按：本案易"误辨"为柴胡加龙骨牡蛎汤证，但案中汗出并非"烘热汗出"，也无恶寒、口苦等症。仍以辨为太阳病为宜，而非少阳病。

案中处方似柴胡加龙骨牡蛎汤加减，但实为桂枝汤加减或柴胡桂枝汤加减。二方不同之处在于前者为柴胡剂，后者仍为桂枝剂。

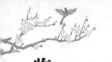

5. 桂枝汤功在"祛邪"

案例 5：韩某，女，58 岁。2012 年 4 月 11 日初诊。

近 10 余年来汗多如洗，时时烘热汗出，冬轻夏重。伴见睡眠欠佳，手足心热，口疮屡发，喜饮冷。舌质暗红，舌苔黄白，脉弦缓。

有高血压病史 10 余年。

证属太阳、少阳合病。治以调和太阳、少阳为法，方用柴胡桂枝汤加减。

处方：柴胡 9g，黄芩 12g，桂枝 9g，生白芍 12g，姜半夏 9g，茯苓 15g，炒莱菔子 12g，生龙、牡各 30g，生苡仁 15g，炙甘草 3g。3 剂，水煎服。

2012 年 4 月 14 日二诊：睡眠好转，但汗出不减。舌苔黄白，脉弦缓沉取有力。

证属气虚阴火、痰湿内滞。治以益气泻火、化痰理气为法，方用当归六黄汤合温胆汤加减。

处方：黄芩 12g，黄连 6g，黄柏 9g，生地 12g，生黄芪 12g，姜半夏 9g，陈皮 12g，茯苓 15g，枳实 9g，竹茹 9g，生甘草 3g。7 剂，水煎服。

2012 年 6 月 13 日再次来诊：自诉上方服用 7 剂后，汗出明显减少，自行按原方又配服 7 剂，周身清爽，已无汗出，停药。近 1 周口疮又发，汗出又多。舌质暗红，舌苔白润，脉弦缓沉取有力。

上方生黄芪改为 15g，7 剂，水煎服。

药后汗止，口疮愈。

按：桂枝汤当为"祛邪剂"还是"和解剂"？《伤寒论》中明言："桂枝本为解肌""解表宜桂枝汤""发汗宜桂枝汤""欲救邪风

者宜桂枝汤"等，桂枝汤本为祛邪而设。

倘汗出因于"内伤"，多不宜用"桂枝剂"。如本案初诊循常例使用柴胡桂枝汤一无效用。从内伤着眼，改用当归六黄汤加减，取效明显。

师承学堂实录下篇
——跟师高建忠抄方

跟师抄方，是学习中医过程中很重要的一步。但抄方的过程并不是单纯记忆的过程，更重要的是思考。只有通过思考，才有可能把老师的学识真正"内化"为自己的。这部分"随笔"类的文字是学生们在抄方中思考的记录，文笔不够老道，思想不够深邃，可贵之处在于真实、质朴。

高建忠

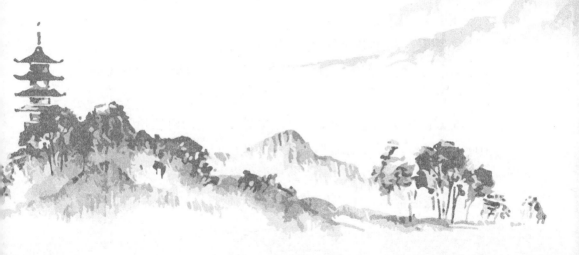

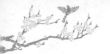

临证实录与抄方感悟

治病当循表里先后

徐春丽　冯文全

跟随高建忠老师抄方有年，每每感慨老师临证处方循规蹈矩而又不落俗套。表里先后，这一中医临证的常识性理念，落实在老师的处方中，经过反复体会，又别有一番滋味。

案例

冯某，女，52 岁。2010 年 10 月 10 日初诊。

主诉胃脘不适近 1 年。胃镜检查提示"慢性非萎缩性胃炎"，多方治疗，效果欠佳。诊见：时有胃痛、胃脘痞满、灼热、呃逆，腹满，大便 2 日一行。左耳耳鸣，口疮屡发，口干喜饮，饮则小便，大便不调，后背不舒。舌质淡暗，舌苔薄白腻，脉沉弦。

本案见症杂乱，本以为高老师会从中焦入手，"执中州以运四旁"。没想到老师写下了：证属阳虚饮停，治以温阳化气，五苓散加减。

在胃脘部痞满、疼痛的基础上，出现了上面的口干、口疮、耳鸣，下面的饮则小便、大便不调等，结合舌质——舌苔薄白腻，没有明显热象，脉弦而沉，考虑水饮为患。

故先用五苓散恢复全身津液的输布和气化。

因中焦有气机阻滞，故在不影响全身气化的基础上稍加一味陈皮理气健脾。

处方：猪苓 10g，茯苓 10g，生苍术 10g，肉桂 3g，泽泻 10g，陈皮 6g。4 剂，水冲服（用免煎剂），日 1 剂，早、晚分服。

2010 年 10 月 14 日二诊：药后矢气增多，口干、饮则小便明显好转，胃脘部不适有好转但仍不舒。舌质淡暗，舌苔薄白腻，脉弦缓。

感觉排气增多，意味着中焦气机流通。

待全身的饮邪运化后再转到治中焦上，专治胃脘部痞满。

证属中焦痞滞，升降失司。治以辛开苦降，半夏泻心汤加减。

处方：姜半夏10g，陈皮6g，干姜3g，黄芩10g，黄连3g，吴茱萸3g，厚朴6g，炙甘草3g。5剂，水冲服（免煎剂）。

2010年11月因"感冒"再次就诊，诉上次药后诸症俱解，自行停药。

体会

该胃病患者，先五苓后泻心，用药先后次第，井然有序，"待全身的饮邪运化后再转到治中焦上，专治胃脘部痞满"。仅服9剂，使全身及胃部近1年的症状消失，实属幸甚。

《伤寒论》第164条："伤寒大下后，复发汗，心下痞，恶寒者，表未解也。不可攻痞，当先解表，表解乃可攻痞。解表宜桂枝汤，攻痞宜大黄黄连泻心汤。"第156条："本以下之，故心下痞，与泻心汤，痞不解，其人渴而口燥烦，小便不利者，五苓散主之。"

因五苓散主治的饮邪是阳气虚全身气化不利，毕竟从太阳的角度来讲，五苓散还是属于桂枝剂，治病当先解表，故先用五苓散。反之，如果先辛开苦降，不解决在表的饮邪，也许会把饮邪裹进去，延长治疗时间。

本案正是在治疗全身饮邪后，继而转到治疗中焦寒热错杂之邪，使得疗效明显。《金匮要略·妇人杂病》"妇人吐涎沫，医反下之，心下即痞，当先治其吐涎沫，小青龙汤主之；涎沫止，乃治痞，泻心汤主之。"也是这一治法的体现。

曾见高老师治疗过敏性鼻炎伴支气管哮喘的一例患者如下：刘某，男，18岁。2010年9月1日初诊。过敏性鼻炎9年，季节性鼻塞、清涕、喷嚏、咽痒、咽不利，阵发性咳嗽，餐后较甚，痰多。舌质淡暗，舌苔薄白腻，脉细弦缓。

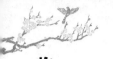

处方：生麻黄3g，白果9g，炒苏子12g，炒莱菔子12g，浙贝母12g，黄芩12g，炒杏仁12g，葶苈子（包煎）12g，桔梗12g，蝉衣9g，僵蚕12g，炙甘草6g。5剂，水煎服。

2010年9月7日二诊，咳嗽减轻，鼻炎症状不减，舌质淡暗，舌苔白，脉细弦缓。

处方：生麻黄3g，桂枝3g，细辛3g，干姜3g，姜半夏9g，生白芍12g，炒莱菔子12g，僵蚕12g，蝉衣9g，葶苈子（包煎）12g，生甘草3g。5剂，水煎服。

药后大效，以三拗汤加干姜、细辛、五味子等调理善后而愈。

高老师遇到哮喘发作期的病人时，见到舌苔腻者，总是先不用小青龙汤，改用时方定喘汤，即先治肺家痰热之邪，待痰热之邪清利后再转用小青龙汤治肺家沉寒伏饮。

合而参看，自己曾疑惑过，小青龙汤中麻、桂不也属于开太阳之品？为何这两方的使用是如此先后？

后反复读高老师的书才明白，张仲景所创之小青龙汤为治疗太阳表证夹水气，本案中已属于扩大了它的使用范围，并且将原方的剂量变动，开表的剂量减少，主要用来温通肺之阳气。

哮喘是一种痼疾，沉寒饮冷伏藏于肺，其发作已受到其他致病因素的影响。

痼疾加以卒病时，当先治卒病后治痼疾，因卒病在表痼疾在里也。

在寒饮的基础上出现了痰湿、痰热之邪，当先清利痰湿、痰热。究其根本，还是遵循着"先表后里"的治病原则，与上案并不矛盾。这里的表，也许已经脱离了表证的一般概念，里证也是可以分表里的，高老师说这是中医的阴阳思维。

《伤寒论》之所以贵为经典，除了极为实用的方证外，其最大的魅力还在于对临床思维的影响。

平淡之中见神奇

冯文全　裴晋云

老师治学，仲景、东垣同修；老师临证，经方、时方并重。

老师使用时方，每每能用出经方的感觉。

秦某，男，58 岁。2010 年 9 月 29 日初诊。

主诉：间歇性便脓血 1 年半，近 1 个月加重。

患者既往体健。去年 3 月大便脓血，静滴抗生素痊愈。去年 6 月大便脓血又发，肠镜示"结肠溃疡"，住院治疗 1 个月，痊愈。今年 3 月大便脓血又发，时轻时重，经治疗始终未愈。近 1 个月症状较甚。刻下症见：大便日 1 次，起床即便，溏稀，夹有脓血，腹有隐痛，周身困乏，纳食尚可，睡眠好。舌质淡暗，舌苔白黏腻，脉弦缓。

处方：炒苍术 12g，厚朴 9g，陈皮 12g，白头翁 15g，吴茱萸 3g，炙甘草 3g。7 剂，水煎服，日 1 剂。

2010 年 10 月 6 日二诊：服 4 剂，大便中即不见脓血，腹无不适，现大便日 1 次，偏稀。自觉周身轻快些。舌质淡暗，舌苔薄白黏腻，脉弦缓。

上方陈皮改为 9g，7 剂，水煎服，日 1 剂。

后以咳嗽再诊时，自诉上方服 7 剂后，觉身上更为轻快，因家住外地，故又自行配服 14 剂，周身轻松，大便成形，腹无不适，停药。至今未发。

老师治疗脾胃病，善用时方平胃散。使用平胃散，往往着眼于"苔腻"。

平胃散四味药，加白头翁、吴茱萸，共六味药，剂量也不大，处方有如经方之简。而 4 剂便无脓血，取效也如经方之捷。

所加白头翁、吴茱萸两药，又都取自经方。

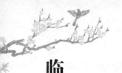

圆机活法用经方

冯文全

医者意也！为医者将此意寓于方药之中，便给了方药以独特的生命，让这些草木无情之品具有了人的灵性，效起沉疴。清代医家徐灵胎说："草木之性，与人殊体，入人肠胃，何以能如人之所欲以致其效，圣人为之制方以调剂之。"可见，以药愈病，全赖医者制方以调剂。老师精于临证，处方精简，用药讲究。今整理老师医案一则，学习体会如下。

案例

路某，女，54岁。2010年7月5日初诊。

主诉咳喘、气紧半年余，多方治疗不效。刻下症见畏风怕冷，见风则咳，咳唾白色泡沫样痰，于凌晨4点半到5点左右咳喘较甚。因怕诱发咳嗽而平素不敢大声说话。口干欲饮，喜食冷但不敢吃，食后气紧加重。平素汗多，纳可，便调。舌质暗红，舌苔薄白，脉细弦。

证属肺寒饮停，风邪滞留。治以温肺化饮、疏风止咳为法。方用小青龙汤加减。

处方：桂枝9g，白芍12g，干姜3g，细辛3g，五味子9g，姜半夏9g，吴茱萸3g，生石膏30g，炒杏仁12g，生甘草3g。3剂，水煎服。

2010年7月8日二诊：患者诸症若失，凌晨已无咳喘、气紧，汗出明显减少（自诉半年来服药许多，却从未有如此轻松）。前方继服3剂，停药。

体会

学习本案，笔者想到如下三个问题：

问题一：用小青龙汤何以去麻黄加杏仁？

《伤寒论》小青龙汤条文下这样描述："喘，去麻黄加杏仁半升，去皮尖。"《本草思辨录》卷二这样描述："……小青龙汤云，喘去麻黄加杏仁……盖麻黄者，上发心液亦下通肾气，小青龙心下之水，已与肾脏之水相吸引，若再以麻黄动其肾气，喘将愈不能止。杏仁肺药非肾药，故去彼加此，所谓用杏仁于横扩兼取其直降者此也。"麻黄确有平喘之功效，然小青龙汤方中，干姜、细辛、五味子本已鼓动肾中真气温化在肺之寒饮，若再以麻黄妄动肾气，恐怕喘息愈加难平。古人垂训，似不无道理。

当然，小青龙汤确为临证治喘之常用方。问及高老师去麻黄加杏仁原因，回答是"患者汗多而非无汗"。太阳病，有汗用桂枝，无汗用麻黄，确为临床中言。

问题二：患者畏风怕冷，何以加生石膏30g？

高老师说："临床上关键是要注意病人的'欲'与'不欲'，在中医辨证中病人的主观感觉要比体温表之类的客观检测更为重要。"本案中患者想吃凉的，但是不敢吃，怕吃了气紧加重。其"欲"为喜食冷，这就是用生石膏的原因所在。似乎，这种思维正慢慢地被我们所遗落。

问题三：加吴茱萸3g，其意何在？

高老师说："患者每于凌晨4点半到5点左右咳喘加重，此时正是阳升阴降的时候。清阳不能升，浊阴不能降，故咳喘加重。方中加吴茱萸重在助浊阴之降。"

或问，桂枝亦可降逆，何以不选？高老师说："桂枝所降为逆气，能降浊阴者，首选吴茱萸。古人说，吴茱萸降浊阴最速。"

近代伤寒大家曹颖甫在《经方实验录》中语重心长地说了这么一句话："吾愿读经方者，皆当临证化裁也。"高老师处方，不仅化了古人的"意"，同时也将自己的"意"倾注方中，圆机活法，灵动自然。

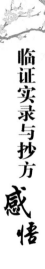

师经方法用时方药
——辛凉宣肺疗乳蛾

徐春丽

徐某，女，22岁。慢性扁桃体炎、咽炎反复发作3～4年，现咽干、咽痛、头痛一天，舌淡暗，苔白，脉细缓。咽部检查：双扁桃体暗红肿大Ⅰ度，咽后壁淋巴滤泡散在性增生，咽黏膜暗红。

处方：藿香12g，荆芥3g，桔梗12g，僵蚕12g，蝉衣9g，射干15g，连翘15g，生甘草3g。

2剂后诸症皆失，遂应患者要求，开了平时泡水喝的中药进行预防。随访3年，患者该病发作明显减少，发作时即用上方2剂，屡试不爽。

按：此案是笔者跟随高建忠老师临床时所见的门诊病例。用药是从《喉科密旨》之喉科六味汤加减而来。用此方是考虑到咽喉病"风、火、痰"患病特点，治宜祛风清热、化痰利咽，但病情偏于表，药用辛凉宣肺法。

笔者也曾学习曹颖甫《经方实验录》中治乳蛾的病案："王某，乳蛾双发，红肿疼痛，妨于咽饮，身热，微微恶风，二便尚自可，脉微弱，舌微绛。宜辛凉甘润法。薄荷一钱后下，杏仁三钱，连翘二钱，象贝三钱，桑叶二钱，生草钱半，赤芍二钱，蝉衣一钱，僵蚕三钱炙，桔梗一钱，马勃八分，牛蒡二钱，活芦根一尺去节，另用玉钥匙吹喉中。按上方随意加减，可以一剂知，二剂已。蛾退之后，悉如常念。至若乳蛾渐由红肿而化为白腐，或生白点，可加玄参一味以治之，其效如神。若更由白腐而化脓，乃可用刺法，使脓出亦愈。然若早用辛凉甘润，必不致如此地步，此辛凉甘润法之所以可贵也。"

曹颖甫门人姜佐景按语说,此方脱胎于麻杏甘石汤,麻黄与二倍之石膏相配,取石膏之性及麻黄之用,不失为辛凉之剂。"时方轻方并非全不可用,但当明其与伤寒经方间之师承贯通处,然后师经方之法,不妨用时方之药"。

综上所述,两个医案虽然处方风格不同,但都不失辛凉之旨,都可以认为是从麻杏甘石汤化裁而来。可见,经典为"源",后世的理论多是从经典发展而来的,知其源方能入其流。

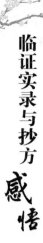

推理辨证治舌痛

徐春丽　冯文全

教材中的辨证用方是标准和规范的，临证中的辨证用方是鲜活和灵动的。跟随老师抄方，每每能体会到临证辨证用方的艺术性。

案例

杨某，男，29岁。2010年9月11日初诊。

主诉舌心疼痛3天，无明显诱因，余无不适，纳可，便调。舌质暗红，舌苔白，舌心未见异常，脉弦缓。

该患者表现为舌心疼痛，无明显诱因，也无其他任何伴随症状，舌象、脉象似乎也不具备典型特异性。如果从直接的辨脉证来看，几乎无证可辨。类似病例在临证中并非少见。老师临证，特别重视方证对应，但在辨别方证时，又特别重视理论的推导。

理论上讲，从官窍与五脏对应看，舌属心；从舌与五脏对应看，舌心属脾。患者舌心疼痛，首先考虑心脾病变。

舌质暗红，倾向于热；舌苔白，倾向于湿。

把心、脾与热、湿搁在一起考虑，可以辨为脾湿心火。

重新审视，舌象、脉象不反对这一辨证结果，也无其他不支持的症状，辨证即完成。

证属心脾湿阻火郁，治以清心脾、散郁火为法，方用泻黄散合导赤散加减。

本案中，老师在调整剂量的同时，对药物进行了加减，对泻黄散，减去了栀子、石膏，加用了黄芩、黄连。加黄芩、黄连取其苦燥，减石膏不取辛寒，减栀子因其有溏便之嫌。

对导赤散，因本患者为成人，没有明显伤阴，故去生地而用黄连。木通使用有诸多讲究,老师通常去而不用。

处方:藿香 10g,防风 10g,黄芩 10g,黄连 3g,竹叶 10g,生甘草 3g。4 剂,水冲服(用免煎剂),日 1 剂,2 次分服。

药后痊愈。

体会

对本案的辨证,老师这样说:"该患者舌苔偏白,比薄白稍多点,但还没到腻的程度,脉象弦缓,可以看作基本正常,正常人会出现该舌象、脉象,即看到这种舌象、脉象不知道该病人有舌痛症状时,会当作正常的舌、脉。然而从病理上看,这种舌象在有症状时会作为辨证参考的依据,可以辨为脾湿心火。在临床上,对于舌象、脉象,正常舌脉有其诊断的作用,异常舌脉也有其诊断的作用。本案中,脉象没有典型的脾湿和心火脉象,但反过来,脉象也没有从反面反对辨为脾湿心火,这对辨证也是有用的。"

泻黄散和导赤散两方都出自宋代医家钱乙的《小儿药证直诀》,也都是脏腑辨证论治下的产物。

泻黄散组成:"藿香叶七钱,山栀子仁一钱,石膏五钱,甘草三钱,防风四两。"治疗脾热弄舌。后人扩大其用,治疗脾胃伏火所致诸症。原方剂量比较特殊,防风量最大,有认为重用防风者,是为发脾中之伏火,又能于土中泻木也(小儿心、肝常有余)。老师将该方的剂量比例适当调整,重用清热泻火之品,稍佐辛散之防风,配以藿香,常用来治疗中上焦湿热郁火病证。

导赤散原方:"生地黄、生甘草、木通各等分,为末,每服三钱,水一盏,入竹叶同煎至五分,食后温服。"用治小儿"视其睡,口中气温,或合面睡,及上窜切牙,皆心热也"。钱乙制此方乃为小儿病证而设,由于其脏腑娇嫩,形气未充,易虚易实,易寒易热,故治疗小儿热证需时刻顾护正气,免用苦寒伤伐之品,也需顾护阴液,加用生地黄,清心利水而不伤阴碍胃,颇得儿科制方之要领。

　　学习本案,体会有三:一是辨证之巧,于无证中据理辨出;二是选方之妙,两方相合恰与证相对;三是用药之精,两方加减,药仅六味。老师说,这种用药的讲究,学自于"易水学派"。

高建忠治疗牙痛、舌痛案例一则

冯文全　徐春丽

案例

赵某，女，70岁。2011年4月10日初诊。

持续性牙痛、舌痛10余天，口服抗生素、中草药及"齿痛消炎颗粒"等中成药，牙痛、舌痛不减，近5日反增干咳，自购"止咳立消丸"等药服用，也无效。刻诊：口干，入夜尤甚，不喜多饮，纳食欠佳，大便偏干。舌质暗红，少苔，脉细弦数。

患者牙痛10余天，以常法进服清泻阳明之药不效。口干，入夜尤甚，舌苔少，脉细弦数。前医以常法清泻阳明而未见寸功，苦寒不效而反增咳嗽，说明并非单纯阳明实热。舌苔少，脉细，说明存在阴不足。辨证属阳明阴虚为本，阴不足者，阳必上亢而内燔。患者牙痛为标，阴虚火炎为本。

舌质暗红，持续性牙痛、舌痛，由此疼痛推测或有瘀滞不通。

处以增液汤加沙参以救阳明欲竭之液，用牵正散来除络脉瘀阻之风痰。

病在口齿，加一味桔梗而载药上行，且桔梗兼有宣肺、祛痰、止咳的作用。

当归养肝血而熄肝风；全蝎"色青善走，独入肝经，风气生于肝，为搜风之主药"。当归与全蝎相配合用，有平肝风、养肝血之妙。

证属肺胃阴伤、风痰阻络。治以养阴祛风、化痰通络为法。方用增液汤合牵正散加减。

处方：生地12g，玄参12g，麦冬12g，沙参12g，僵蚕12g，

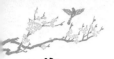

全蝎6g，白附子9g，桔梗12g，当归9g，生甘草6g。4剂，水煎服。

上方服4剂，牙痛、舌痛俱失，咳嗽缓解，继用增液汤加减治疗而愈。

体会

本案患者为七旬老人，持续牙痛、舌痛10余天，前医见其痛即泻其火，清热泻火之药频进而效无一二，牙痛不止却反增咳嗽。高建忠老师一诊愈病，服药4剂，疗效显著。

牵正散出自《杨氏家藏方》，原文"治口眼歪斜，白附子、白僵蚕、全蝎（去毒，各等分，并生用。）上为细末，每服一钱，热酒调下，不拘时候"。原书将此方列于"中风方四十一道"之下，治中风口眼歪斜。对于该方的理解，吴昆认为"斯三物者，疗内生之风，治虚热之痰"。而内风、虚痰，皆非秦艽、防风、细辛、半夏之属所能疗。故此三味用其热以攻热，用其毒以攻毒，符"同气相求""衰之以属"之意。费伯雄论此方病机为"太阳、阳明两经之风痰蕴热所致"。验之于本案，此肺胃阴伤，阴虚而生内风。虚风生痰，阻滞经络。舍此方则病难速愈。老师从舌质暗红着眼，在阴虚火炎的基础上如果伴有气、血、津液的瘀滞不通，那么常规方法很难奏效。牵正散乃为风痰瘀阻络脉所致的疼痛而设。而在临床上，气滞、痰凝、血瘀往往不是单独出现的，三者常相互影响而相并出现，只是所占比例不同。

增液汤出自《温病条辨》，吴鞠通谓："此方所以代吴又可承气养荣汤法也，妙在寓泻于补，以补药之体作泻药之用，既可攻实，又可防虚。余治体虚之温病，与前医误伤津液，不大便，半虚半实之证，专以此法救之，无不应手而效。"后世医家将本方作为"增水行舟"的代表方剂。张秉成在《成方便读》中说："其津枯者，非甘寒养阴、增水行舟之法，何以使肠中坚结之浊，顺流而下，此方妙在寓泻于补。"这可以看做是前人医家用增液汤之常法。

老师在《临证传心与诊余静思》一书中谈及对增液汤变法的思考，源于家乡一位中焦虚寒患者，过服温补阳明之剂伤及阳明之阴而致阴虚火炎之牙痛。因当时老师不在家乡，遂就诊于当地一老医，处以增液汤加知母，三剂而牙痛如失。此方用于阴虚火炎之牙痛，可属增液汤之变法。

但是增液汤不仅仅用于阴虚火炎之牙痛，老师在书中还提到又一则医案，案中患者头顶闷痛如压10余年，辨证属阳气不足、风寒湿痹，处以羌活胜湿汤效佳，患者后又自行配服10剂，服后渐至脘腹胀满不适，以为受寒引起，自己又冲服干姜一匙，服后竟至腹胀满难忍，后就诊于老师。辨证属燥热伤阴所致，以养阴清热为主，佐以通降腑气。处方为增液汤加知母、炒槟榔。三剂腹胀满尽除。

看来，胃阴亏虚可以引起牙痛，同样也可以引起腹胀。后来读及老师批注的《增评柳选四家医案·评注静香楼医案》上卷中的第4案，原案云："阴不足者，阳必上亢而内燔。欲阳之降，必滋其阴，徒恃清凉无益也。生地、知母、甘草、黑栀、麦冬、玄参、丹皮。"老师在旁批注："此方用于服热药而火炎者，佳！非三黄、石膏能为功，亦非银、翘、菊、薄所能及。"此书中第8案云："……阴气益伤，致有心烦、体痛、头疼等证。是当滋养心肝血液，以制浮动之阳也。生地、玄参、麦冬、石斛、丹皮、知母、茯苓、甘草。"可见，阳明阴虚一途，可致便秘、牙痛、腹胀、心烦、体痛、头疼等症，应该也可归入东垣所谓"内伤脾胃，百病由生"范畴。

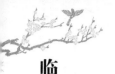

高建忠治疗小产后案例一则

冯文全　徐春丽

案例

王某，女，27岁。2010年8月15日初诊。

周身不适4月余。病起于今年4月流产后，失于调摄而致身体不适。刻下症见：腰困，背痛，脚凉，畏寒，周身憋胀。昼不精，神疲乏力；夜难寐，梦多眠差。纳食一般，大便尚调。平素易发"口疮"。舌质暗红，舌苔白，脉细弦。

证属太阴、少阳合病，寒滞营卫。治以温经解表，调和营卫。方用麻黄细辛附子汤合桂枝加附子汤加减。处方：生麻黄5g，制附子6g，细辛3g，桂枝6g，赤芍10g，生甘草3g。7剂，水冲服（用免煎颗粒剂）。

2010年8月22日二诊：服上药后，腰困、背痛明显好转，畏寒减轻，脚凉转温且微有汗出，脐周潮湿，自觉有物自内渗出。舌质暗红，舌苔薄白腻，脉细弦缓。证属太少合病，寒滞营卫，兼有湿阻。治以温经解表，调和营卫，兼化湿邪。继用麻黄细辛附子汤合桂枝加附子汤加减。处方：生麻黄5g，制附子6g，细辛3g，桂枝6g，赤芍10g，生苍术10g，黄芩10g。7剂，水冲服。

药后诸症悉无，痊愈。

体会

该患者周身不适，见症颇杂，似无从下手。老师抓住畏寒、足冷，从寒邪着眼，以麻黄细辛附子汤合桂枝加附子汤温通周身气血为先，二诊守方兼化湿邪。服药14剂，全身不适4个月的症状消失。

患者病起于小产后。张景岳论"下胎断产本非仁者之事，然亦有不得已而为之者"。古人用药以水银、虻虫、水蛭之属；现代人多用手术、西药来终止妊娠。凡此诸法，不惟伤胎，且伤母矣。小产后，最易损伤母体的冲、任二脉，《妇科心法要诀·产后门》说："气血充实胎自安，冲任虚弱损胎元。"冲任虚弱可以致胎元损伤。那么先损胎元，令其下胎断产，则势必令母体冲任损伤。而这种损伤，非普通的伤损气血、脏腑可比。故前人告诫"半产，不可轻视，将养十倍于正产也"。

首诊辨证，以小产后，阳气虚羸，寒邪留滞于经络，致令周身阳气流通障碍，而有腰困、背痛、脚凉、畏寒、周身憋胀之感。神疲乏力、入夜难寐皆阳气不展之故。治以温通太少、调和营卫为先。方用麻黄细辛附子汤合桂枝加附子汤加减。二诊时诸症减轻，随阳气通达一分，则寒邪退却一分。脚凉转温且有微微汗出，脐周亦有湿物渗出感，苔由白转为薄腻，脉兼缓象，证备湿邪。此若东北酷寒之地，是冬则水冰地坼，万物刚强；至春得阳气温煦，冰融成水，水润湿土，此热蒸寒化之象。人受气于天地，寒化之后，自有湿现。故继用前方以温通太少、调和营卫。佐苍术、黄芩祛湿为法。七剂之后，阳气复、营卫调、湿气化。

麻黄细辛附子汤见于《伤寒论》第301条"少阴病，始得之，反发热，脉沉者，麻黄细辛附子汤主之"。《伤寒论》是以治疗外感病的思维构建的，而该患者显然非外感病。那么将此方广用于内伤病，该从何立论？

从外感立论，此方以温经解表为旨；从内伤立论，该方则以温通太少为法。如何体现是温通而非解表？剂量。原方麻黄、细辛均2两，附子1枚。而在老师的笔下，活用于内伤病之后，麻黄细辛附子汤已非原方，麻黄、细辛均为3克，附子9克。故陈修园对于经方的剂量有"差之一黍，即大相径庭"之感叹。既然本案患者非外感表证，就不需要用大剂来解表，只取小剂以温通为意。

桂枝加附子汤见于《伤寒论》第20条"太阳病，发汗，遂漏不止，其人恶风，小便难，四肢微急，难以屈伸者，桂枝加附子汤主之"。桂枝加附子汤于此处同样由治外感的"扶阳解表"之剂，活用为治内伤的"扶阳气、调营卫"之品。综合患者的症状，似乎更多地表现为肢体经络、营卫的阳气不畅。原文治"汗漏不止"，而此处与麻黄细辛附子汤合方。或问，"汗漏不止"可用麻黄？答：不可用，依刘渡舟先生之说，"桂枝加附子汤与麻黄附子细辛汤证的区别，则是在于汗之有无"。可见，二方一是治有汗，一是治无汗。然此案患者并无"汗漏不止"或"无汗"的表现，而上述的有汗和无汗仅适用于从外感立论时。

二诊去甘草加苍术、黄芩，均为祛湿而设。去甘草，恐其助湿。加苍术、黄芩者，盖因此湿尚无确凿之据辨其属寒属热。临证之时，若此，则寒热并用是符合临床的。王好古在《东垣先生此事难知集》中写道："麻黄附子细辛汤，体沉加防己、苍术，乃胜湿也。"防己性寒，苍术性温，此案之中，但以黄芩易防己而已。

学习本案，深感对于外感、内伤之辨，当存乎方士之心。对于经方体系的运用，辨清外感、内伤为第一要务。老师对于经方体系，做过这样的解释："所谓经方体系，是经方研究者眼中的经方体系，而不是经方体系本身。"

小柴胡汤疏利三焦之用

徐春丽　冯文全

张仲景明示小柴胡汤少阳七证"但见一证便是，不必悉具"。于规矩中示人灵活，广开权变之门。除和解少阳、疏散邪热外，小柴胡汤还有疏利三焦、条达上下、宣通内外、运转枢机之效，广泛应用于临床各科。

案例

王某，女，66 岁。2010 年 10 月 31 日初诊。

感冒 3 天，经服西药后好转，现咳嗽，晚上较甚，有痰不利，咽部不适，纳食尚可，大小便调。舌质淡红，舌苔黄白，脉细弦。

证属痰热壅肺，肺欠宣降。治以宣肺利咽，清化痰热，方用三拗汤加减。处方：生麻黄 5g，炒杏仁 10g，炒苏子 10g，浙贝母 10g，全瓜蒌 10g，射干 10g，炒莱菔子 10g，僵蚕 10g，生甘草 3g。4 剂，水冲服。

2010 年 11 月 4 日二诊：服上方后仍觉咽不利，咳嗽阵发，舌质暗红，舌苔黄白，脉细弦。

考虑痰热潜伏于肺，治从宣肺化痰，止咳平喘，方用定喘汤加减。处方：生麻黄 5g，白果 10g，姜半夏 10g，浙贝母 10g，全瓜蒌 10g，黄芩 10g，炒苏子 10g，炒杏仁 10g，桔梗 10g，射干 10g，生甘草 3g。4 剂，水冲服。

2010 年 11 月 9 日三诊：仍咳嗽气紧，舌质暗红，舌苔黄白，脉细弦。

考虑到从肺治效平，舌苔仍黄白，故从三焦分治考虑，方用小柴胡汤加减。

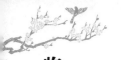

处方：柴胡6g，黄芩10g，姜半夏10g，僵蚕10g，蝉衣6g，干姜3g，细辛3g，五味子6g，炒苏子10g，全瓜蒌10g，生甘草3g。5剂，水冲服。

2010年11月14日四诊：气紧减，痰不利。舌质暗红，舌苔薄黄白，脉细弦。

上方加桔梗10g。4剂，水冲服，调理而愈。

体会

本患者感冒后出现咳嗽，用三拗汤、定喘汤等调理肺气的方药，症状未得以控制，老师思路一转，治从三焦。根据《伤寒论》第230条："阳明病，胁下硬满，不大便而呕，舌上白苔者，可与小柴胡汤。上焦得通，津液得下，胃气因和，身濈然汗出而解。"终使上焦通畅，痰出咳减。

老师从《医学三字经·咳嗽》发现陈修园治疗咳嗽出两方："挟水气，小龙平，兼郁火，小柴清。"其中，小青龙汤用于内外合邪之咳嗽，小柴胡汤用于咳嗽百药不效者。久咳的病人会出现上焦不通，津液不下，胃气不和，小柴胡汤能使"上焦得通"，并且张仲景在小柴胡汤方后就有咳嗽的加减法"若咳者，去人参、大枣、生姜，加五味子半升，干姜二两"，悟出用小柴胡汤则能治咳，陈修园的灵感可能来源于此。可见，小柴胡汤用于久治不愈的咳嗽疗效确切，能让上中下三焦气机通畅，故有说小柴胡汤治三焦咳、少阳咳。如果咳嗽是由于三焦气机不畅而致肺欠宣降引起的，用小柴胡汤治咳就不一定必须见到寒热往来等症。

老师在总结前人经验的基础上，结合自己的临床实践，治疗淋证属于膀胱热者，从最初的八正散，走到五淋散，最终到小柴胡汤，确属一条正道，也即根据第230条"津液得下"而来的灵感。

笔者曾经用这一经验治疗一病例如下：王某，女，50岁。2010年3月，子宫肌瘤术后，现小便不利，尿痛，尿后汗出，纳可，大便调，静滴抗生素无效。患者平素阳虚体质。

处方：柴胡 12g，黄芩 12g，姜半夏 9g，车前子 15g，生甘草 3g。水煎服。两剂后症大减。因患者当时在他院住院治疗，电话中处方，舌、脉均未得，用老师经验一试，疗效之好既在意料之外，也在意料之中。考虑此病机为肾阳虚夹下焦湿热，故先用小柴胡汤和解三焦气机，加一味甘寒之车前子利尿通淋，出院后用桂附地黄丸调理体质。

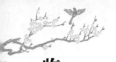

辛凉解表法治寒温感冒

徐春丽　冯文全

无论伤寒学派还是温病学派，治学、临证，都是从外感入手的。而今日临证，外感病多委以西医、西药，即使使用中药，很多医者也以银翘散一方以应百病。老师临证倡导明辨外感、内伤。治疗外感病，既尊前人立法用方之旨，又不落窠臼，活学活用，给我们后学者起了很好的示范作用。

案例

和某，女，35岁。2011年4月17日来诊。

主诉恶寒，发热，头痛，咽痛，涕多（或黄或白）2天，无汗，偶有咳嗽，纳食稍减，大便偏干。舌质红，舌苔薄白，脉弦数。

证属风寒入里化热，治以祛风散寒兼以清热，方用九味羌活汤、小柴胡汤、银翘散合方加减。

处方：羌活10g，防风10g，柴胡6g，黄芩10g，连翘10g，牛蒡子10g，桔梗10g，银花10g，生甘草3g。2剂，水冲服（免煎剂），日1剂，早晚分服。

药后无不适。

体会

《伤寒论》第3条"太阳病，或已发热，或未发热，必恶寒、体痛，呕逆，脉阴阳俱紧者，为伤寒"，第6条"太阳病，发热而渴，不恶寒者，为温病"，此为狭义伤寒与温病的鉴别要点。本案患者恶寒，头痛，存在寒邪为患的因素，故必用辛温药；且咽痛，涕多（黄、白），有热邪存在，且寒邪亦可入里化热，故用大量凉药的同时少佐辛温药祛风散寒，苦寒、甘寒药加辛温之品。

老师分析，本案辨证伤寒、温病俱有，有寒有热，有表有里，单用发汗、泻下都不适合，于是把适合的每张方剂的君、臣药拿过来，合成一张方剂。该法学自何绍奇，取九味羌活汤之羌活、防风，小柴胡汤之柴胡、黄芩，银翘散之银花、连翘、桔梗、牛蒡子，何老说我把常用的治感冒的方子前两味药取过来组成一张方子治寒热错杂、表里不分的感冒，效果特好。

何老认为叶天士之前所倡之辛凉法皆苦寒、甘寒与辛温药的配合；至叶氏始创辛凉、微苦、微辛之品，清轻灵动，至吴鞠通大畅辛凉解表之说，力辟"以温治温"之非，影响及医人皆以为温病不可以用温药；近几十年涌现出一批新型的辛凉解表方，与金代、明代的辛凉方相近，即辛温解表药加苦寒药，无论解表、清热，两方面作用都很强，也不拘于伤寒、温病，剂量也不再是"治上焦如羽，非轻不举"，如羌活一般用 9~15g，板蓝根用 15~30g。同时他也透露了自己治疗外感初起，症见恶寒、身痛、高热不退、口渴、咽痛，无汗或汗出不畅者，尝取败毒散之荆芥、防风，竹叶石膏汤之竹叶、石膏，小柴胡汤之柴胡、黄芩，银翘散之金银花、连翘，差不多 1~2 剂即可退热，屡经运用，故敢为读者告，并自谓此方虽杂凑而成，但亦得金元之余绪，名之为"辛凉解表方"，亦无不可。盖辛者，辛以解表；凉者，凉以泄热也。

方以载法，学方学法，用方用法。老师如是说。

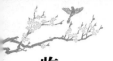

经方治疗发热验案 2 则

余 晖

曾侍诊老师数年,每叹服其辨证之精、用方之巧、疗效之高。近返母校参加学术会议,抽空跟随老师出诊数天,获益匪浅。今择老师治疗发热病例 2 则,与同道共享。

病案 1:张某,女,37 岁。2009 年 11 月 25 日初诊。

主诉发热、咳嗽 3 天。3 天前无明显诱因出现发热、咳嗽,静脉滴注抗生素 2 天,效果不显。现症见:发热,咳嗽,痰黄,咽干,流涕,背困,纳差,大便干燥,无恶寒、头痛。检查见精神欠佳,体温 37.8℃。血常规正常。胸片正常。舌质淡暗,舌苔白润,脉缓。

证属邪热壅肺,肺失宣降。治以宣降肺气,清化痰热为法。方用麻杏石甘汤加减。

处方:生麻黄 3g,炒杏仁 12g,生石膏(先煎)30g,炒莱菔子 12g,全瓜蒌 15g,浙贝母 12g,桔梗 12g,生甘草 3g。2 剂,水煎服。嘱患者每 4 小时服药 1 次,每剂分 2 次服。

患者次日带其女儿来诊,诉其当晚即热退、咳止,现无明显不适。

病案 2:段某,女,13 岁。2009 年 11 月 25 日初诊。

主诉发热、咳嗽 1 天。患者于昨晚出现发热、咳嗽,自行服用"维 C 银翘片"3 片、"阿莫西林胶囊"2 粒,今日来诊。现症见:发热,咳嗽,有痰不利,头晕乏力,呕恶纳差,口和不渴,大便 2 日未行。检查见精神欠佳,体温 38.3℃。咽黏膜充血,咽后壁淋巴滤泡散在增生,双扁桃体未见明显充血肿大。血常规正常。胸片正常。舌质红,舌苔黄厚腻,脉弦缓。

证属湿热内蕴，肺失宣降。治以清化湿热，宣肺泻腑为法。方用麻杏石甘汤合达原饮加减。

处方：生麻黄3g，炒杏仁12g，生石膏（先煎）30g，厚朴9g，炒槟榔12g，草果6g，柴胡12g，黄芩12g，酒大黄（后下）9g，滑石（包煎）18g，全瓜蒌15g，生甘草3g。1剂，水煎服。

次日复诊：药后热退，精神好转，大便2次，知饥索食，尚有咳嗽。舌质红，舌苔转薄白，脉细稍数。

转方以清肺和胃为法。处方：生麻黄1g，炒杏仁9g，姜半夏9g，陈皮9g，茯苓9g，僵蚕9g，蝉衣9g，牛蒡子12g，浙贝母12g，桔梗9g，生甘草2g。1剂，水煎服。

药后咳止胃开，痊愈。

按：以上两案有如下特点：一是患者为母女俩，先后发病。二是主诉相同，都是发热、咳嗽并发。三是血常规都在正常范围。两案处方看似平淡无奇，都为常用方药，但都在服药后1剂热退，2剂痊愈。

案1并非典型的麻杏石甘汤证，尤其是舌质不红，舌苔不黄，脉象不数。问及老师为何会想到用麻杏石甘汤时，老师说：本案舌象、脉象不典型，考虑与静滴抗生素有关。此发热一无可汗之表，二无可下之里（便干而不结，用炒莱菔子配全瓜蒌即可），三非和解所宜。结合另一主症咳嗽，惟以清宣最适，故选用麻杏石甘汤加味。

案2病属初起，发热、咳嗽俱盛，既有肺气不宣，又有腑气不降，同时中焦症状已显，舌苔又显黄厚腻，因此宣肺泻腑、清化中焦并施，经方与时方合用。乍看方较杂乱，但疗效极好。

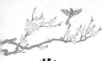

运用脏腑辨证法治带状疱疹

余 晖

中医临诊，应该是极具智慧的；中医处方，应该是极其讲究的。今录一则高建忠老师运用脏腑辨证法治疗带状疱疹的医案，从中我们可以体会到一个中医临诊者应该有的条理、严谨和智慧。

张某，女，52岁。2010年5月4日初诊。

患者主因"左上肢疼痛1周，起疹4天"来诊。患者1周前母亲去世，悲伤哭泣，复加劳累过度，出现左上肢针刺样疼痛，夜间疼痛剧烈，夜不能寐，未予诊治。4天前左上肢出现皮疹，疼痛持续。诊见：左上肢疼痛，夜间疼痛剧烈，握拳困难，伴见口苦，口干，咽干，盗汗，怕冷，眠差。纳可，二便调。查体：左上肢可见散在簇集样水疱，疱液清莹，中有正常皮岛，基底色潮红。舌质暗红，边有齿痕，舌苔白腻，脉弦细。

诊断为"带状疱疹"。证属心脾湿热，毒滞络阻。治以清心泻脾，解毒通络为法。方用泻黄散合黄连解毒汤合牵正散加减。

处方：黄芩12g，黄连6g，生栀子12g，藿香12g，防风3g，僵蚕12g，全蝎6g，白附子9g，柴胡9g，赤芍9g，生甘草3g，泽泻12g。3剂，水煎服。

2010年5月7日二诊：患者自诉服药2剂后即可握拳，疼痛减轻一半以上。现口干、怕冷、盗汗已，大便日一行，为不成形便，皮疹部分结痂。舌质暗胖，有齿痕，舌苔白腻，脉弦细。

上方去泽泻，继服4剂。

2010年5月11日三诊：皮疹全部结痂，已无疼痛，但有轻度胃脘部胀满不适，大便不畅快，口干不欲饮。舌胖质暗，舌苔薄白腻，脉弦细。

上方去苦寒之栀子，加用炒莱菔子12g。3剂，水煎服。

服药3剂后，诸症消失，痊愈停药。

按：带状疱疹是由水痘一带状疱疹病毒引起的急性炎症性皮肤病，中医称为"缠腰火龙""缠腰火丹"。中医认为本病多因情志内伤，肝郁化火，或肝胆湿热蕴毒所致，治疗多选用龙胆泻肝汤加减。

本案初诊，疼痛剧烈，皮损水疱，结合舌苔白腻，辨为湿热毒滞似无疑议。但高建忠老师并没有因循辨为肝胆湿热，选用龙胆泻肝汤治疗，而是考虑病变发于上肢，"脾主四肢"，结合"诸痛痒疮，皆属于心"，认为本证当属心脾湿热毒滞，故选用泻黄散合黄连解毒汤清心泻脾，化湿解毒。

同时考虑病变突发，局部疼痛剧烈，有风痰阻络可能，故合用牵正散祛风化痰通络。

患者病变起于情志内伤，且病后忍受病苦折磨，考虑有肝经疏泄失职，故加用柴胡、赤芍疏调肝经气血。

因方中既有黄连解毒汤的苦寒泻火解毒，又有牵正散的辛散通络，故处方中未用泻黄散中辛寒之生石膏；考虑到舌苔白腻，权衡方中寒热药性之比，加用一味利湿清热之泽泻。

在门诊有限的时间内，老师从辨证到选方、用药，知常达变，有条不紊，取舍有度，足可启后学之悟。

初诊大效，二诊去泽泻减轻其清泻力量。两诊投药7剂，令疼痛全止，皮损结痂，疗效可谓快捷，也足可反证初诊辨证用药之正确。三诊善后，去苦寒之栀子，加消导之炒莱菔子，意在恢复脾胃功能，又不使残邪"死灰复燃"。

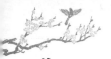

急性化脓性扁桃体炎医案一则

余 晖

俗语说"中医慢郎中",其实这是对中医极大的误解。老师治疗急性化脓性扁桃体炎,从不使用抗生素,单用口服中药,多能在1~2天内解决发热,3~5天内完全治愈。近期治一患者,即使前2剂药并非完全对证,仍然用5剂药完全治愈。原案整理如下。

刘某,女,25岁。2010年3月8日初诊。

昨日夜归受凉,晨起出现发热,体温38.6℃,伴见咽干、乏力,恶寒不明显。因该患者为笔者舍友,遂通过电话向高建忠老师求治。

告之应从少阳论治,处方:柴胡18g,黄芩12g,苍术12g,牛蒡子15g,生甘草3g。1剂,水煎服。嘱药物热服后盖被休息。

当日上、下午分2次服完1剂药,发热即退,患者已无不适。不期次日中午发热又复,咽干咽痛,不思饮食,周身乏力。

老师分析热复的理由,以"食复"可能性较大,同时可能有残余之热邪,处方:连翘15g,牛蒡子15g,桔梗12g,炒莱菔子12g,蝉衣9g,生甘草3g。1剂,水煎服。

药后食欲稍好,仍有发热,次日(即发病第3日)请老师当面诊治,刻下症见:发热,体温38.6℃,不恶寒,咽痛,不喜饮,纳食一般,大便尚调。舌质红,舌苔黄腻,脉濡数。查:咽部充血,双扁桃体充血、肿大Ⅱ°,表面散在脓点,咽后壁淋巴滤泡散在充血、肿大。

辨病为急乳蛾(急性化脓性扁桃体炎),辨证为肺胃湿热。治以清化湿热、解毒利咽为法,方用甘露消毒丹加减。

处方：藿香12g，白蔻仁6g（后下），生薏苡仁15g，滑石18g（包煎），通草3g，石菖蒲9g，黄芩12g，连翘15g，桔梗12g，浙贝母12g，射干15g。3剂，水煎服。

服药1剂后微汗出，热退。3剂服完，诸症俱失，痊愈。

按：跟老师临证之初，老师即告知，中医没有舌象、脉象是绝不能开药的。但，急病人所急，老师也经常在电话中给患者开方。不过，他告诫我们，这种做法只适用于熟悉的病人，熟悉其体质和病情，否则绝不可行。

"心中了了，指下难明"，这可能是很多学用中医者对脉诊的感觉。学医之初，总觉得舌诊、脉诊比较模糊，主观性强，不如西医那些检测指标、数字具体、客观。部分带教老师也不太重视舌诊和脉诊，取而代之的是各种化验、检测单。跟老师临证，每见他凭一脉象或凭一舌象出方，或凭一脉象或凭一舌象否定某一方证。本案前2诊辨证没有舌象、脉象的参与，第3诊老师凭一黄腻苔外加脉濡数，即断为湿热内阻的甘露消毒丹证，全然不去理会具体病与症。当然，前2诊的疗效不太满意与没有舌象、脉象的辨证支持有关。

老师临证特别强调辨别外感、内伤，分清伤寒、温病。在辨证论治过程中，强调对六经辨证、脏腑辨证、卫气营血辨证等诸辨证法分别择善而用。而处方时，老师对经方、时方或单用，或合用，或次第用，灵活而无偏好、执滞。正如本案中，初诊经方，二诊、三诊又为时方。总以方证对应为旨归。

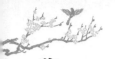

药疹验案一则

余 晖

一药疹发热患者,老师先后诊治 3 次,服药 7 剂,痊愈。记录如下。

刘某,女,25 岁。2010 年 4 月 19 日初诊。

患者 3 天前受凉后出现发热,在社区卫生服务站给予药物治疗(具体不详),次日颜面部出现红色斑丘疹,发热不退,经口服抗生素和中成药效果欠佳。诊见:体温 38.6℃,寒热往来,午后较甚,午后头痛,时有汗出,口干喜饮,无口苦,无咽痛,纳食稍减,大便偏稀。查:前额、双颊、鼻梁、颈部、手足心、前胸、后背散在红色斑丘疹,部分融合成片,上覆少量鳞屑,耳前、颈前三角区散在数个肿大淋巴结。舌质红,舌苔薄白,脉弦数。

证属太阳、少阳合病。治以两解太少为法,方用柴胡桂枝汤加减。

处方:柴胡 12g,桂枝 9g,黄芩 12g,生白芍 9g,姜半夏 9g,僵蚕 12g,蝉衣 9g,苍术 9g,生甘草 3g,牛蒡子 12g。1 剂,水煎服。

患者当日服药 1 剂,寒热往来即已,头痛、汗出皆愈,周身舒适,唯余药疹灼痒,面容不雅。次日上午就诊于某医院皮肤科,给予中药汤剂治疗,服药 1 次即出现腹泻数次,遂停服。下午请老师二诊。诊见:药疹同前,口干喜饮。舌质红,舌苔白,脉弦,双寸浮滑。问及患者正值经前。

证属肝脾郁滞,余邪欠清。治以疏肝运脾,疏清余邪为法,方用逍遥散加减。

处方：柴胡 12g，当归 12g，赤芍 12g，茯苓 12g，苍术 12g，薄荷 6g（后下），牛蒡子 12g，连翘 12g，生甘草 3g，蝉衣 9g，僵蚕 12g。3 剂，水煎服。

2010 年 4 月 25 日三诊：服药一剂后经至，现颜面部皮损变薄变平，遗留暗红色色素沉着和大量糠秕状鳞屑，前额部明显，瘙痒减轻，晚上口苦，纳可，便畅。舌淡暗，苔薄白腻，脉细弦。

证属郁热内滞外发。治以清解疏郁为法，方用逍遥散加减。

处方：柴胡 9g，黄芩 12g，当归 12g，赤芍 12g，茯苓 12g，苍术 12g，生甘草 3g，蝉衣 9g，僵蚕 12g。3 剂，水煎服。患者服药 2 剂后，大部分鳞屑消失。服药 3 剂后，鳞屑完全消失，色素沉着消退。痊愈停药。

按：首诊时，患者表现为寒热往来，脉弦数，据此辨证为少阳病。郁热不甚，故未见口苦。时有汗出，午后头痛，考虑太阳之邪未尽，故辨为太阳、少阳合病。处方选用柴胡桂枝汤加减。因正虚不显，故未用人参、大枣、炙甘草；口干喜饮，舌红疹红，故加用僵蚕、蝉衣、牛蒡子加强疏泄清解；大便溏泻，故加用苍术运脾畅中。方证相应，加减有序，1 剂而收热退表解之捷效。

本案首诊以六经辨证，选用经方。而二诊、三诊从脏腑辨证，选用时方。这种辨证方式的选择，相应处方的改变，在同一医案中混成一体，毫无隔阂之痕。老师临证，主张经方、时方择善而从，六经辨证、脏腑辨证各有所宜，不可偏执偏废。

通观本案，每诊处方皆以治证为唯一目的，"有是证，用是药"。首诊并没有因发热而着意去退热，二诊、三诊也没有因药疹而着意去凉血活血、消疹退斑。方证对应，不治病而病自愈。反观专科医生所用中药，专治药疹而不治证，反倒引起腹泻，疗效难求自在意料之中。

消食化痰降血脂

余 晖

高脂血症又称血脂异常，是血液脂质代谢异常的简称，主要是指血中总胆固醇和甘油三酯水平过高，以及血中高密度脂蛋白胆固醇水平过低。常见的临床表现为脂质在血管内皮沉积引起，产生冠心病和周围血管病，以及脂质在真皮内沉积形成黄色瘤等。老师曾在北京会诊一位胸闷兼有高脂血症的患者，诊治3次，服药21剂，疗效显著。

马某，男，56岁。2010年3月3日初诊。

患者近2个月来胸闷明显，时发心悸。服用中草药及"丹参滴丸"等药物治疗，效果不显。诊见：胸闷时轻时重，时发心悸，伴见纳食尚可，食后腹胀，胁下满闷，矢气较频，大便每日2～3行，食冷物后则易泻下，不喜饮水，手足心热，周身酸疼，双下肢浮肿，睡眠欠佳。身体偏胖，舌暗淡紫，舌苔白腻，脉沉细。既往有高血压病史、高脂血症史。3天前复查血脂：甘油三酯6.3mmol/L，胆固醇2.1mmol/L。

辨证为食积郁滞，痰浊痹阻，升降失司。治以消食开郁，化痰宽胸为法，方以保和丸合瓜蒌薤白半夏汤加减。

处方：焦山楂24g，炒神曲9g，茯苓15g，陈皮9g，清半夏9g，连翘12g，炒莱菔子12g，瓜蒌皮15g，薤白12g，枳实9g，竹茹9g。7剂，水煎服。

2010年3月10日二诊：胸闷、腹胀减轻，近几日未发作心悸。舌、脉同前。

上方加苍术9g。7剂，水煎服。

2010年3月17日三诊：患者自诉身体从未有现在这样舒服，

周身觉筋骨肌肉伸展舒畅，胸闷、心悸、腹胀、胁下满闷已无，纳食好，大便日一行，睡眠好，双下肢已无浮肿。3月15日查血生化系列，血脂恢复正常。今日又复查一次，甘油三酯4.9mmol/L，胆固醇1.6mmol/L。舌质淡暗，苔腻减轻，脉沉细。

痰浊渐去，升降渐复，治需运脾兼清余邪。

处方：生白术30g，生薏苡仁30g，泽兰12g，佩兰12g，全瓜蒌30g。7剂，水煎服。嘱清淡饮食，戒烟限酒，适当锻炼，生活规律。

3个月后电话随访，无明显不适，血脂正常。

按：本案患者有高血压病、高脂血症病史，近2月又见胸闷、心悸，尽管西医未明确诊断"冠心病"，但从理论推导，此胸闷、心悸当为冠心病之先兆。前医治疗也着眼于"心血管病"，但主要以活血化瘀，或益气活血治疗，收效平平。老师临诊，非常重视西医诊断，曾教导我们说："作为一名现代中医，不懂西医是不容易适应临床的。面对一名患者，西医诊断这一关必须过，这有助于我们判断预后、判定疗程。临床是不允许我们把'胃癌'当做'胃痛'来治疗的，也不允许我们把'宫颈癌'当做'带下病'来治疗。"但同时又告诫我们："当我们辨证论治开中药处方时，脑子里千万不要想西医，只以地道的中医理论去指导辨证处方。"老师临证，不主张中西医结合，主张中、西医分开，分别单用而不要混用。正如本案，并没有因"高脂血症"而加用"降血脂中药"，也没有考虑到有"冠心病"可能而加用活血化瘀药，而是严格而简单地按照中医理论辨证论治，辨为食积即消食，辨为痰阻即化痰。

案中处方、用药并无出奇之处，只是在辨证时能辨出食积，用方时想到用保和丸，值得我们学习、体会。毕竟，患者为成人而非小儿，病程较长而非暴病，脉象沉细而非沉滑，病属"循环系统病"而非"消化系统病"等，有足够干扰因素让我们无法辨出食积，无法想到用保和丸。但当我们读本案时，又觉得辨为食积、选用保和丸却是合情合理，并非难事。当问及为何食积脉不见沉滑而见沉细，回答是：单纯食积可见沉滑，合并湿邪、正虚等多不见典型脉象。

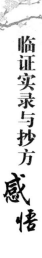

思考一则咳嗽病案

冯文全　裴晋云

老师经常引导我们读方、读案。

电脑中保存有下面一则案例：

刘某，女，32岁。2010年10月29日初诊（他医）。

主诉：咳嗽、气短1周。伴有痰白胸闷，纳食欠佳，消化不好，大便干（1次/日）。舌质淡红，舌苔白腻，脉浮。

处方：杏苏散加减。

苏梗10g，杏仁10g，桔梗10g，陈皮10g，蝉衣10g，云苓18g，枳壳10g，川朴10g，浙贝母10g，紫菀10g，款冬花10g，百部15g，桑白皮10g，前胡9g，生甘草6g，炒莱菔子30g，生姜2片，大枣3个。3剂，水煎服，日1剂。

2010年10月31日，服上方后咳嗽、气短不减，经人介绍就诊于高老师门诊：

主诉：咳嗽、气短10天。呈阵发性，痰不多，咽痒不利。纳可，便调，口干不喜饮，胸闷，无汗，畏寒。舌质暗，舌苔薄白，脉细弦缓。

处方：小青龙汤加减。

生麻黄3g，桂枝3g，干姜3g，细辛3g，五味子9g，姜半夏9g，生白芍12g，全瓜蒌15g，生甘草3g。3剂，水煎服，日1剂。

药后1剂气短无，3剂咳嗽止。

从患者的角度来说，面对两位医生，主诉都是咳嗽、气短。从医生的角度来"听"，内容却不尽相同。

前医"听"到了咳嗽忽视了气短，"听"到了痰白忽视了胸闷。

运用脏腑辨证，病位在肺，辨证为风寒犯肺，肺气失宣，痰浊上扰之证。有是证，用是方。那么处方杏苏散也在情理之中。

老师在伴随症状中"听"到该患者的咳嗽呈阵发性，并且伴有气短、胸闷。老师考虑到了风邪、寒饮，选用了小青龙汤。

分析辨证过程，前医或许这样辨：见脉浮，此有表邪。症见咳嗽，为肺失宣降。究竟何气使然，令肺失宣降？医见咳痰色白，非热邪。且当时已近10月之末，处霜降之后，立冬之前，秋凉渐冷。故辨为风寒犯肺，令肺失宣降。加之患者平素纳食欠佳、消化不好，致令痰浊内生，趁肺失宣降之时，寻机上犯，方用杏苏散加减。

老师可以这样辨：咳嗽伴咽痒不利，考虑有风邪。舌暗、脉细弦主饮停，饮郁。气短胸闷为胸阳不展。有畏寒，而判定饮为寒饮。口干为肺不布津，不喜饮为寒饮内停。治疗当以温散肺家寒饮为法。选方如考虑咳嗽呈阵发性，夹有寒饮，可选用小青龙汤。

用方证对应的思维凭直观感觉很容易辨证为小青龙汤证。唯一不太支持的是，小青龙汤证当有清稀痰，而不是"痰不多"。但采用方证排除法，如果找不到较小青龙汤证更为合适的方证时，可以辨为疑似小青龙汤证，先试用小青龙汤治疗以观变化。

老师常说：中医是理论医学。理论比经验更为重要。

咳嗽也需治郁

冯文全　裴晋云

跟师抄方，抄录的是有形的，悟到的是无形的。

老师常说："只有把学到的知识内化为自己的，才是可用的。"

老师临证，极擅治郁，老师在其著作中也多处谈及治郁。跟师熏陶日久，笔者临证也常用治郁之法、治郁之方。

毕某，女，49岁。2013年5月3日初诊。

主诉咳嗽近1个月。患者为某大型超市负责冷饮销售的员工，平日常接触冰箱、冰柜，每于将头面曝于冷气中时，咳嗽明显。咽部微微觉痒，有痰但不易咳出，偶有痰出，可见痰色黄白不一。伴有心情抑郁，自嘲得了"抑郁症"。周身疲乏，大便欠畅，纳食欠佳，睡眠尚可。舌质淡暗，舌苔白，脉滑缓。

体质辨识结果提示：该患者为气虚和气郁体质，并有阳虚及湿热体质的倾向性（体质辨识参考王琦教授的九种体质分类法）。

证属脾虚气弱，痰郁中焦。治以健脾祛湿、开郁畅中为法，方用六君子汤合越鞠丸加减。

处方：党参12g，茯苓12g，生白术30g，鸡内金12g，陈皮12g，姜半夏9g，川芎6g，苍术6g，香附6g，焦神曲12g，焦栀子6g，干姜3g，细辛3g，五味子9g，生甘草3g，僵蚕9g。3剂，水煎服，日1剂，分2次服。

药后患者面露喜色，诉上方服后咳嗽几无，心情之郁闷渐开，身体乏力亦转好。接服此方3剂，无不适，停药。

案中组方为六君子汤加"姜辛味"合越鞠丸加减而成。

六君子汤加"姜辛味"治疗咳嗽，是老师治疗素有脾虚而又兼肺家寒饮所致咳嗽之常法。笔者于去年冬天曾治一咳嗽患者，见证颇似小青龙汤证，前后四诊，皆无寸效。后请老师为其诊治，竟以六君子汤加"姜辛味"治疗而愈。思考两方区别，前方侧重于治疗上焦肺，后方侧重于治疗中焦脾胃。

越鞠丸治郁立足于中焦脾胃，与逍遥散、柴胡疏肝散、四逆散等治郁立足于肝胆不同，老师在其书中有明确论述。此案为从中焦治郁者。

老师临证非常重视患者体质。去年老师拜北京中医药大学王琦教授为师，笔者在跟师学习过程中学习了王老的体质学说并用于临证，初步体会到以下两点：

一是体质辨识能弥补医生在问诊时的不足。有时候患者鉴于主诉的困扰，较少顾及到身体的其他方面。而擅长在"整体观念"指导下通篇布局的中医临床，占有的全身信息越多，辨证就越准确、精到。

二是体质辨识可以为辨证提供客观的依据。如本案体质辨识为气虚质和气郁质，那么在对其主诉用药时，首先想到的是六君子汤加减，而不是小青龙汤或者其他的方剂。当辨体质和辨病、辨证并重于临床时，会在一定程度上减少临床医生对于某些疾病的误诊、误治。

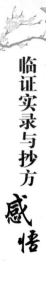

高建忠运用小青龙汤治疗咳嗽的经验

周一民　孟伟

高建忠系山西中医学院附属医院副主任医师,学验俱丰,临床擅用、活用小青龙汤方,多有奇效。兹将其运用小青龙汤治疗咳嗽的经验整理如下。

1. 温肺散寒治新咳

患者某,女,7岁,2007年9月16日就诊。主诉咳嗽、发热4天。静脉滴注抗生素3天,体温仍波动于37℃～38℃之间。咳嗽剧烈,痰少色白不易咯出,面色黄白,精神不振,不思饮食,大便偏少,腹无不适,舌质淡红,舌苔薄白,脉细弦。

证属肺寒邪恋,治宜温肺散寒,宣降肺气,予小青龙汤方。

处方:生麻黄1g,桂枝1g,细辛1g,干姜1g,生白芍3g,五味子3g,姜半夏3g,生甘草1g。2剂,水煎服,每日1剂,分2～3次温服。

二诊:其母告知药后当晚即热退咳止,唯精神与饮食欠佳。

处方以六君子汤加减,健脾和胃化痰收功。

按:高老师认为本病病起风寒外侵,静滴抗生素,加之体质因素,邪未化热,寒邪入里困肺,致咳嗽频作。此时治疗解表咳不止,温里表不解,急宜温肺散寒,恢复肺之宣降,小青龙汤当为对证之方。这类咳嗽,三拗汤、止嗽散都非对证之方,因二方温肺之力不足。

2. 温通散寒治久咳

患者某，男，58岁，2006年8月24日就诊。患者每届立秋之后咳嗽频作，立春之后渐愈，如此30余年，百治不效，并且有逐年加重趋势。诊见咳嗽频作，痰多色白质稀，食冷咳甚，伴见胸闷，畏寒，神疲乏力，舌质淡红，舌苔白润，脉沉弦。

证属陈寒久郁，肺失宣降。治当通阳散寒，方用小青龙汤。

处方：生麻黄3g，桂枝3g，细辛3g，干姜3g，赤芍9g，五味子9g，姜半夏9g，炙甘草3g。5剂，水煎服。

二诊：患者喜形于色，自觉胸内热气敷布，胸廓顿清而咳嗽立缓。

乃以原方加熟地黄、制附子等补肾之品调理而安。

按：对于久咳，历代医家多从"寒饮为本"立论，以小青龙汤为治寒饮之方。而高老师认为小青龙汤治寒饮的功效主要在于通阳散寒，内有陈寒为用方之征，有无饮邪并非必需。这类咳嗽用止咳套方一般无效。

3. 温通清化治热咳

患者某，女，37岁，2007年11月6日就诊。感冒后起病，咳嗽半月余，晚上为甚，痰多色黄白，鼻流黄涕，咽干，咽痒，声嘶，口干喜饮，纳食欠佳，大便偏干，舌质红，舌苔黄白，脉沉滑。既往有过敏性鼻炎病史。

证属痰热内郁，肺失宣降。治宜温通清化。予小青龙汤方加减。

处方：生麻黄1g，桂枝1g，细辛1g，干姜1g，生白芍6g，五味子6g，姜半夏9g，僵蚕12g，蝉蜕9g，射干15g，牛蒡子12g，浙贝母12g，生甘草3g。2剂，水煎服。

二诊：咳嗽明显减轻，痰涕俱减。

上方去牛蒡子，加全瓜蒌15g，继服3剂，痊愈。

按：本例患者痰浊涕黄，舌红脉滑，前医皆辨为热咳而予清化痰热不效。高老师认为本病属热咳不假，但此热属寒郁化热，郁热非单一清化所能解决，在清化中必须配以温通。小青龙汤方中麻黄、桂枝、干姜、细辛四药相伍，温通有神效，不可因热而随意弃用。

眉毛脱落病案一则

张丽芳

跟师抄方中，见老师对某些疑难病证以温胆汤为主治疗，常能收到意想不到的效果。

寇某，男，52岁。2013年5月6日初诊。

患者主因眉毛脱落2月余来诊。伴有身体困乏，打鼾。睡眠好，纳食好，二便调。舌质暗红，舌苔白厚腻，脉弦。

既往有高血压病、糖尿病、高脂血症病史。

证属脾虚食积，痰湿内蕴，肝风内扰。治以消食化痰、升清降浊兼以息风为法。方用温胆汤加减。

处方：焦山楂15g，鸡内金15g，石菖蒲9g，生龙、牡各30g，蔓荆子9g，生薏苡仁15g，天麻9g，姜半夏9g，陈皮12g，茯苓15g，枳实9g，竹茹9g，葛根15g，生甘草3g。7剂，水煎服。

2013年5月13日二诊，身体困乏减轻。上方去葛根加丹参15g。14剂，水煎服。

2014年5月28日三诊：眉毛渐生，舌质暗红，舌苔薄白腻，脉细缓。

处方：生白术15g，鸡内金15g，焦山楂15g，生龙、牡各30g，生薏苡仁15g，泽泻20g，天麻9g，姜半夏9g，陈皮12g，茯苓15g，枳实9g，竹茹9g，生甘草3g。14剂，水煎服。

药后眉毛全部长出，病愈。

按： 患者从事文字工作，思虑过度，脾土受损，导致清者失升，浊者失降，留中滞膈，聚而成痰成湿。温胆汤行气化痰，开泄

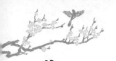

三焦，生薏苡仁淡渗利湿，葛根、蔓荆子升清散湿，全方降浊升清，调理机体气机升降。

清代医家俞震指出眉落与肝风有密切关系，其在《古今医案按》云："若眉落，宜兼补肝，以眉禀木气而侧生也。但肝为风脏，眉落多是患风之征。防成疠风。"本案患者亦有风痰为患，老师取天麻入肝经息肝风。

老师认为，随着现代生活饮食结构的改变，糖尿病、高脂血症病人多见食积、痰湿为患。清代医家费伯雄指出："痰之为病最烈，痰之为病亦最多。"痰阻可引起气滞，使津停为湿；痰阻亦可导致气血运行失畅，血停为瘀。本案患者眉毛脱落的局部病变、整体血糖、血脂异常与机体痰浊湿瘀等浊邪内生、内滞有着密切关系。因此以祛痰良方温胆汤为主方祛痰化湿；伍以葛根、丹参升清活血，调达患者血气。辅以鸡内金、焦山楂消食开胃，有利于脾胃功能的恢复和机体对药物的吸收。

治疗中，随着风痰湿瘀等邪气的渐去，三诊加用白术健脾运湿，脾实则浊邪去，使土生万物，眉毛得养而自生。

平胃散与和胃饮

冯文全　裴晋云

老师临证，喜从脾胃调治杂病。

治胃，常以二陈汤方加减为开手方；治脾，常以平胃散方加减为开手方。此为常法，然临证恒多变数。

一案：田某，女，57岁。 2010年10月31日初诊。

主诉为咽喉不利、咽干、口干近2个多月。平时脾胃也不好，吃点凉的就脘腹不舒服。可大便偏干，偶尔还会有耳鸣。舌质淡暗，舌苔薄白，脉细缓。

辨证为上热中寒，处以和胃饮加减。

处方：干姜3g，炒莱菔子10g，陈皮6g，桔梗10g，射干10g，浙贝母10g，鸡内金10g，炙甘草3g。7剂（用免煎颗粒），水冲服，日1剂。

药后无不适，停药。

《景岳全书》中和胃饮的组成为干姜、厚朴、陈皮、甘草四味药。案中以炒莱菔子易厚朴治疗中寒，且利于大便通利。加桔梗、射干、贝母以化痰利咽，合鸡内金共复胃纳脾运。

思考和胃饮，所治为何？

张景岳在平胃散的基础上，以干姜易苍术，而后有和胃饮传世。用治"寒湿伤脾，霍乱吐泻，及痰饮水气、胃脘不清、呕恶、胀满、腹痛等证"（《景岳全书》）。

为什么去苍术？

在《景岳全书》中，关于和胃饮的主症多伴有胃气上逆的症状，张景岳认为"呕吐等证，多有胃气虚者，一闻到苍术之气，亦

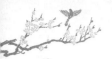

能动呕"，故去而不用。

跟师抄方，曾有疑惑。

问：为何在您的处方中，苍术的剂量很少超过9g？

答：因其"雄壮之气"恐难下咽，不利于病家服药。当然也涉及相对剂量。

然老师用方亦有将平胃散与和胃饮合方共治之时。

又一案：文某，女，**60岁。2011年9月29日初诊。**

主诉受凉则腹泻。大便日2～3次，纳食尚可。舌苔白，舌质淡，脉细缓。

证属中焦寒湿，治以温化寒湿为法。方用平胃散合和胃饮加减。

处方：苍术6g，厚朴10g，陈皮6g，干姜3g，补骨脂10g，吴茱萸3g，炙甘草3g。14剂（用免煎颗粒），水冲服，日1剂。

药后觉胃脘温暖舒适，停药。

苍术的"雄壮之气"固然令人不悦，但由于老师用的剂量不大，且伴有呕吐时合用小半夏汤，并加焦山楂调味，所以治疗中焦寒湿证，每多用平胃散方加干姜，此守常达变之理。

癫狂梦醒汤治疗失眠

徐春丽

老师临证善于使用癫狂梦醒汤治疗多种伴有精神异常的病证，疗效确切。

刘某，男，37岁。2011年3月27日初诊。

失眠3～4年（每晚可睡3～4小时甚或彻夜不眠），白天头痛、目眩、身困、早泄、大便干燥、纳好、饮多、尿多、身热。舌质暗，舌苔白，脉细弦缓。

证属气滞血瘀痰阻，扰及心神。治宜活血调气，化痰通络为法，方用癫狂梦醒汤。

处方：桃仁30g，赤芍10g，香附10g，青皮6g，柴胡6g，姜半夏10g，川木通6g，陈皮6g，大腹皮10g，炒苏子10g，生甘草15g。4剂（免煎剂），水冲服，日一剂。

2011年3月31日二诊，睡眠好转，便干好转，苔白，脉弦缓。

上方加茯神10g继服，7剂，水冲服。

2011年4月7日三诊，每晚可睡5～6小时，精神明显好转，晚上咽干。

上方甘草改18g，去木通，加黄连3g。7剂，水冲服。

2011年4月17日四诊，睡眠有波动，便调，无身热，仍口干多饮多尿，舌暗红，苔黄白腻，脉弦缓。

治以化痰和胃之温胆汤加减，处方：柴胡6g，黄芩10g，姜半夏10g，陈皮6g，茯苓10g，枳实6g，竹茹10g，生龙、牡各20g，鸡内金10g，生甘草3g，炒莱菔子10g。7剂，水冲服。

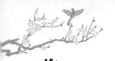

此后一直以温胆汤加减调理，至 2011 年 6 月 20 日来诉睡眠已正常，每晚可睡 7 小时，停药亦无不适。

体会

本案初诊抓住气滞血瘀化热、停津成痰之病机，方证辨证准确，病人在服用前 4 剂中睡眠明显好转，增加病人的信心，故连续服两周。

后考虑到在上焦的气血逐渐调开，根据患者的舌苔黄白腻，考虑到以痰湿为主，故用温胆汤和胃化痰的同时加用镇静安神药，使缠绵多年的失眠逐渐转好，甚为欣喜。

癫狂梦醒汤主治"癫狂一证，哭笑不休，詈骂歌唱，不避亲疏，许多恶态，乃气血凝滞，脑气与脏腑气不接，如同做梦一样"。具有逐瘀通经、理气解郁、化痰的功效。方中重用桃仁配赤芍活血化瘀；用香附、柴胡、青皮、陈皮疏肝理气解郁；苏子、半夏、桑皮、腹皮降气消痰，木通清热利湿，一则清解气郁所化之火，二则利湿有助消痰，三则通窍；倍用甘草缓急调药。诸药相伍，活其血，理其气，消其痰，血活则气畅，气畅则郁解，郁解痰亦消，痰消窍则通。

本案失眠患者，严重影响到正常的生活，痛苦万分，伴随情志的改变是无疑的，必须首先打破这种恶性循环，故首先使用治疗气血凝滞、痰气郁结、气血痰互结之癫狂梦醒汤，颇相适宜。本方除活血行气外，化痰降泄通络力强，虑其攻邪伤正，在连续使用 18 剂好转后，以柴芩温胆汤加顾护中焦之药善后。

运用癫狂梦醒汤治疗湿疹的体会

余 晖

癫狂梦醒汤治疗湿疹，方书未载。笔者每用癫狂梦醒汤治疗顽固性湿疹，疗效满意。

案例 1：车某，女，65 岁。2012 年 8 月 23 日初诊。

患者主因周身起疹伴瘙痒半年来诊。患者半年前无明显诱因周身起疹，伴有瘙痒，逐渐增多，经口服抗组胺药物、外用激素类软膏及口服清热除湿类中药汤剂疗效不显来诊。诊见：口中和，性急易怒，纳可，眠差，入睡困难，大便困难，大便干，3～5 日一行，小便调。查：躯干、四肢散在可见红色粟粒至小米大小丘疹，部分融合成片，未见水疱及渗液糜烂，周身可见多处条索状抓痕及散在血痂。舌暗红，舌下络脉迂曲，舌苔少，脉细涩。

证属气滞血瘀证。治以活血化瘀，行气化滞为法。方用癫狂梦醒汤加减。

处方：桃仁 24g，柴胡 9g，香附 6g，通草 6g，赤芍 9g，苏子 12g，生甘草 3g，陈皮 6g，桑白皮 9g，生龙骨（先煎）15g，生牡蛎（先煎）15g。3 剂，水煎服。嘱患者停用抗组胺药及激素类制剂，仅外涂炉甘石洗剂保护皮肤。

2012 年 8 月 26 日二诊：服药 1 剂后，大便恢复正常，瘙痒减轻，可安然入睡，服药 3 剂后，大便每日一行，瘙痒减八成，家人反映已没有以前容易发火了。周身丘疹大部分消退遗留黑色素沉着，口中和，纳可，眠安，二便调。舌稍暗，苔薄白，脉弦细。

证属气血瘀滞，新血不行。治以养血和血为法。方用桃红四物汤加减。

处方：桃仁12g，红花12g，熟地黄12g，当归9g，赤芍9g，川芎6g。7剂，水煎服。患者服药4剂后，周身皮损全部消退，已无瘙痒，自行停药，痊愈。

案例2：阎某，男，87岁。2012年9月19日初诊。

患者周身起疹伴瘙痒1年，逐渐加重来诊。患者1年前发现胆囊结石、肾结石，经胆囊摘除及体外碎石治疗，体内结石基本排出，但自此出现周身起疹，伴有瘙痒，逐渐增多加重，经口服多种抗组胺药物，肌注苯海拉明及口服清热祛湿类中药汤剂及中成药效果不显，皮损逐渐增多，瘙痒加重，瘙痒甚时用汤勺外刮皮肤不解痒，瘙痒甚时曾多次试图自杀，幸被家人发现及时制止，但从此急躁易怒，有时郁郁寡欢，反增反酸、烧心来诊。患者既往有"脑梗塞"病史，现无饮水呛咳及肢体活动不利。有"心肌梗死"病史，支架植入3枚。近日消化科就诊查胃镜显示："反流性食管炎，慢性浅表性胃炎。"诊见：食后腹胀，反酸烧心，呃逆，性急易怒，有时郁郁寡欢，声低，纳可，眠差，瘙痒致入睡困难，服安定每晚亦只能安睡1~2小时，大便困难，7~10日一行，平时依靠口服番泻叶或开塞露纳肛方可排出少量羊粪样便，便时困难，纳呆。查：体瘦如柴，躯干、四肢散在可见红色粟粒大小丘疹，部分融合成片。双胫前可见条状抓痕及血痂。舌暗红，苔薄干，脉弦涩。

证属气滞血瘀，中焦升降失司。治以调和脾胃、活血行气化滞为法。方用癫狂梦醒汤合半夏泻心汤加减。

处方：姜半夏9g，黄连3g，黄芩3g，干姜6g，桃仁24g，柴胡6g，香附6g，通草6g，赤芍6g，生甘草3g，陈皮6g，生白术18g，鸡内金（冲）3g，生龙骨（先煎）15g，生牡蛎（先煎）15g。3剂，水煎服。嘱患者停用抗组胺药，禁止搔抓及热水烫洗，停用安定及通便类药物。患者将信将疑地问："这样行吗？"我反复向患者解释安定及通便药对其是百害而无一利。

2012年9月22日二诊：患者很高兴地说："我从来没吃过这

么舒服的药！"服药1剂后大便出近一脸盆深色粪便，顿觉周身舒爽，已无腹胀，反酸、烧心、呃逆等也消失了，心情明显好转，瘙痒减七成，已能安然入睡，看患者笑面相迎，虽体瘦却声音洪亮，周身丘疹大部分消退，留下淡褐色素沉着，余下的皮损也明显变淡。口中和，纳可。眠安，二便调。舌稍暗，苔薄白，脉弦。

证属气血瘀滞。治以养血和血为法。方用桃红四物汤合半夏泻心汤加减。

处方：姜半夏9g，黄芩3g，黄连3g，干姜6g，桃仁12g，红花9g，陈皮6g，当归9g，赤芍9g，川芎6g。7剂，水煎服。

患者服药7剂后，周身皮损全部消退，遗留淡褐色色素沉着，已无瘙痒，无腹胀等不适，大便恢复正常，临床痊愈。

按：湿疹，中医称为"湿疮"，是一种常见的非感染性皮肤炎症性疾病，具有多形性、对称性、季节性、复发性及瘙痒性等特点。中医多认为湿热内生为其基本病机，分为热重于湿型、湿重于热型、脾虚血燥型等（参见赵炳南、张志礼《简明中医皮肤病学》，中国展望出版社）。此二位患者，专科诊断为湿疹，经使用系统的西药治疗及口服清热除湿类中药汤剂均无明显疗效，改用行气活血之癫狂梦醒汤治疗而效佳。

癫狂梦醒汤出自清代王清任的《医林改错·癫症有瘀血说》篇中，"癫狂一症，哭笑不休，詈骂歌唱，不避亲疏，许多恶态，乃气血凝滞，脑气与脏腑气不接，如同做梦一样"。原方由"桃仁八钱，柴胡三钱，香附二钱，木通三钱，赤芍三钱，半夏二钱，腹皮三钱，青皮二钱，陈皮三钱，桑皮三钱，苏子四钱（研），甘草五钱"组成。

之所以想到初诊用癫狂梦醒汤治疗，是受授业恩师高建忠老师影响。在跟随老师抄方学习期间，见其门诊以癫狂梦醒汤治疗体实而他药不效的顽固性便秘、彻夜不眠的患者，其效如神。日本汉医学家在其所著的《皇汉医学》一书中有过这样的记载："紫癜、出

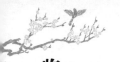

血、疼痛、瘙痒者，其（瘀血）外证也。"

此二位患者，均以瘙痒为主症，前医均以常法治之不效，除瘙痒明显外，眠差，具有性急易怒等明显的精神神智症状，大便困难，观其体虽非壮实如牛，但也非羸瘦之辈，查其舌暗红，据此辨证均为气滞血瘀，以癫狂梦醒汤行气化滞，气血行于周身，气血和顺则痒减，气能载津，气行津液运行亦畅，阳气条达四布，故大便解。

两位患者痰症不显，故去半夏，年高气滞不甚，故去行气力强之青皮、枳壳和大腹皮，加用生龙骨、生牡蛎以安神定志。

例2中阎某因服前医药后反增食后腹胀，反酸烧心，呃逆，辨证为兼有中焦气机不利，故合用辛开苦降、调和寒热之半夏泻心汤，因其正虚不显，故未用人参、大枣、炙甘草，加用生白术、鸡内金培土健脾，方证相应，疗效卓越，后均以桃红四物汤加减善后收功。

观此二位患者，不从专科湿疹之"湿"考虑，而是纵观诸症，从气血辨证着手，调和气血为法，而收到意想不到的效果。"有是证用是方"。目前分科越来越细，作为医者，我们不可仅仅局限于专方专病的范畴，应根据患者的四诊资料综合分析，方可取得满意疗效，否则"一叶障目，不见泰山"啊！

真武汤治疗肾癌术后癃闭一例

余 晖

本案通过电子邮件诊治,依邮件实录原案。

2010年8月5日,给高建忠老师发邮件如下。

老师帮我看看这个病人:

李某,女,56岁。初诊。

患者于2008年12月因"右肾巨大肿瘤"(占右肾的2/3)于当地医院行"右肾摘除术"。2009年4月因肿瘤"脑转移"行开颅切除术。患者自第一次手术后出现小便量少,渐至点滴而下,经多方治疗罔效,且有进行性加重趋势。现症见:小便点滴而下,尿痛,小便时小腹坠胀感。双眼睑、颜面、双下肢及双手背浮肿,握拳困难。耳鸣,脑鸣,头重、头晕。汗出多,怕热,四肢偏凉,右下肢及左膝疼痛,双下肢困乏坠胀(患者自诉"像步行完几千里地一样")。口中和,不喜饮,纳食尚可,但食后心下痞满、腹胀,午后4时左右腹胀亦明显,得矢气后好转(患者自诉"感觉身体里像有气一样,放屁后肚子胀就减轻")。大便干结,需使用"开塞露"后方下,初为羊屎样,后为成形便。睡眠尚可。体胖肤白,舌质暗衬紫,边有齿痕,舌苔薄白,脉沉伏不见,重按至骨方见寸弦。

辨病:癃闭。辨证:血虚水泛。治以化气利水,养血消肿为法,方用当归芍药散合四妙丸加减。

处方如下:荆芥6g,防风6g,桔梗12g,僵蚕9g,蝉衣9g,当归18g,芍药15g,泽泻15g,川牛膝15g,苍术15g,薏苡仁30g,厚朴12g,陈皮12g,车前子(包)12g,桂枝6g。3剂,水煎服。

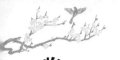

患者服药 2 剂后，双下肢水肿减轻，小便时已无疼痛，小便较前通畅。但 3 剂药服完，疗效仍不理想。下一步该如何辨治呢？

谢谢！

当日老师邮件回复：本病属少阴病。病机为少阴阳虚，寒饮内泛。治以温阳利水为法，方用真武汤加减。

处方可参考：制附子（先煎）12g，茯苓 15g，生白芍 12g，生白术 12g，干姜 6g，猪苓 15g，厚朴 9g。水煎服。

我们当地（湖南）的药房害怕附子毒性，自行将制附子 12g 更改成 5g。后来我在处方上双签字，并向药房保证，一切责任自负，才抓到了 4 剂药。

次日开始服用上方，每日 1 剂，病症逐日减轻。至 8 月 10 日服最后 1 剂药，患者双眼睑、颜面、双下肢、双手背水肿完全消退，小便畅通，每日尿量约 1500～2000ml，已无尿痛和小便时小腹坠胀感，右下肢及左膝疼痛消失，大便已无需使用"开塞露"，每日一行。患者自诉："自 2008 年得病以来从来没有这样舒服过，心情也好了。"

讨论：

1. 关于师徒前后辨证的分析

该患者右肾切除，肾的重吸收功能严重受损，且膀胱无残存尿存在，无导尿之可能，亦不能使用利尿剂，西医束手无策。接诊时见患者病情严重，症状繁多，辨证似无从下手。仔细分析水肿产生的可能原因，下焦阳虚水泛、中焦脾虚水停、上焦敷布失职都可引起，本案患者三焦都已涉及。因患者体虚皮肤白，便秘明显，首先想到了肺与大肠。肺为水之上源，且肺与大肠相表里。患者病机虚实夹杂，补虚易助邪阻，决定分步骤治疗。早在《内经》针对水肿就有"去菀陈莝""开鬼门，洁净腑"的治疗大法，故用轻清疏散利肺之品，合上治疗血虚水盛的当归芍药散，再合治湿之四妙丸。

考虑患者阳虚水肿，稍加桂枝6g温阳化气利水，欲待水化后再温阳以治本。这种治疗，实践证明效果一般。而高建忠老师抛开脏腑辨证，直接使用六经辨证的方法，直抵病机，以真武汤加减治疗，4剂而收捷效，大获全功，患者两年多的顽疾，顿时消失。

2. 关于真武汤证

《伤寒论》第82条："太阳病发汗，汗出不解，其人仍发热，心下悸，头眩，身瞤动，阵阵欲仆地者，真武汤主之。"第316条："少阴病，二三日不已，至四五日，腹痛，小便不利，四肢沉重疼痛，自下利者，此为有水气。其人或咳，或小便利，或下利，或呕者，真武汤主之。"真武汤原方由茯苓三两，芍药三两，白术二两，生姜三两，炮附子一枚组成。柯韵伯先生认为："坎宫火用不宣，故肾家水体失职，是下焦虚有寒不能制水故也。法当壮元阳以消阴翳，逐留垢以清水源，因此立汤。"喻嘉言先生认为真武汤"能收拾分驰离绝之阴阳，互镇于北方少阴之位也。盖人身阳根于阴，真阳飞越，须镇摄归根耳"。罗东逸认为："真武汤治表已解有水气。内外皆虚寒之病也……用附子辛热，壮肾中元阳，则水有所主矣；白术之温燥，建立中土，则水有所制矣；生姜之辛散，佐附子以补阳，于补水中寓散水之意；茯苓之淡渗，佐白术以健土，于制水中寓利水之道焉；而尤重在芍药之苦降，其旨甚微，盖人身阳根于阴，若徒以辛热补阳，不少佐以苦降之品，恐真阳飞越矣。芍药为春花之殿，交夏而枯，用之以收散漫之阳气归于根。"老师在方中改生姜为干姜，在于生姜温散，干姜温中散寒力强。以疏表之剂，宣邪外出，"提壶揭盖"和"开鬼门，洁净腑"之法的使用，必当察其人本气阴阳无亏方可使用，否则就像第一次处方，初服有效，继服无效，甚至会使真阳进一步受损耗散，反而会坏事！不是《黄帝内经》上的治法有错，而是作为后学者的我没有很好理解它运用它，而真武汤通过温阳而达利水的目的，肾阳得以温摄，就像用柴

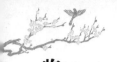

火烧水，火旺了，自可水化为气，使不循常道之水归位，故水肿消而小便通。

3. 关于附子

附子有诸多称号，诸如"药中四维"之一、"回阳救逆第一要药""百药之长""热药之冠"等。使用得当，自能挽人于水火之中，救万民于千钧一发之际，故才会有"祝附子""吴附子"等医家，而众多医家却是谈附子色变，尤其在我们气候炎热、居民腠理开泄的南方，从"制附子（先煎）12g"得来之不易可见！赵羽皇认为："人之一身，阴阳是也。上焦属阳而主心肺，下焦属阴而主肝肾。肝藏阴血，肾兼水火……附子辛温大热，必用为佐者何居？盖水之所制者脾，水之所行者肾也。肾为胃关，聚水而从其类。倘肾中无阳，则脾之枢机虽运，而肾之关门不开，水虽欲行，孰为之主？故脾家得附子，则火能生土，而水有所归矣；肾中得附子，则坎阳鼓动，而水有所摄矣。盖五苓散行有余之水，真武行不足之水，两者天渊。总之，脾肾双虚，阴水无制而泛滥妄行者，非大补坎中之阳，大健中宫之气，即日用车前、木通以利之，岂能效也？"后在阅读《普济方》时，读到这样一个医案，曾治疗一妇人小便不利，诸医遍用治淋闭药无效，忽遇一医士诊云："左右手尺脉皆沉而微，其证乃阳虚小便难故也。"投用附子、泽泻、灯心煎服，随通随愈，与本案有异曲同工之妙！

4. 我的困惑

如果说通过温肾的方法治疗，大便变为正常尚不难以理解，那患者右下肢及左膝疼痛，在使用真武汤后消失，实在令人困惑，因为当时怀疑可能是肿瘤骨转移，侵犯骨质导致的破坏。而我们所使用的药物里，除了药理学家们认为含有乌头碱的附子外，并无其他止痛药，且附子在方中的用量并不很大，4剂中药，所用附子不过区区48g，而疼痛消失殆尽。机理何在？

经方治疗胃溃疡

夏津滨

高建忠老师,对中医有着独到的见解,对治疗疑难杂症也十分擅长,善用经方治疗内、外、妇、儿各科疾病,药简而效彰。

笔者在跟随老师学习过程中收获颇多,深刻体会到了经方的价值,所开处方每剂仅仅几元钱,甚者不足1元。药虽便宜但效果良好,自感经方治病安全、有效、廉价,突出中医简、便、廉、验特色,今将老师一则医案整理如下。

夏某,女,55岁,2009年10月18日初诊。

患者于2年前胃脘胀痛,被诊断为"胃溃疡",曾服用西药后缓解,此后反复发作。后又服用附子理中丸等成药和汤剂,效果不佳。诊见:胃脘胀痛,偶有嘈杂、泛酸,饥饱皆不适,喜温,腰困,小腹胀,咽干,头昏闷,鼻干,睡眠欠佳,大便不调(不实)。舌质淡暗,舌苔白,脉细弦缓。

有高血压病史2～3年,数年前行子宫全切除术。

辨证为寒热错杂痞证,属半夏泻心汤方证。

处方:姜半夏9g,干姜6g,黄芩12g,黄连3g,党参6g,陈皮9g,乌药9g,炙甘草3g。7剂,水煎服,日1剂,早晚分服。

2009年10月24日二诊:诸症皆大减,稍进食油腻胃脘有轻微疼痛。上方继服7剂,诸症皆消。

按: 临床上治疗消化性溃疡,老师不单纯侧重于局部病变,而是着眼于整体病情,谨遵张仲景的"随证治之"的原则。

半夏泻心汤在《伤寒论》《金匮要略》中各出现一次,《伤寒论》149条:"伤寒五六日,呕而发热,柴胡证具,而以他药下之……但满而不痛者，此为痞，柴胡不中与之，宜半夏泻心汤。"《金匮要略》："呕而肠鸣，心下痞者，半夏泻心汤主之。"半夏泻心汤的主证，一个是心下痞；一个是呕而肠鸣，或大便不调。究其理：脾胃为人体气机升降之枢。邪气阻滞，气机不利，升降失度。

　　上案中，黄芩、黄连降胃气上逆；干姜、半夏辛药，能够散脾气之寒；再加上甘温药党参、甘草补中益气，调和脾胃。古人概括本方为"辛开苦降甘调之法"。加陈皮走脾兼顾胃，善疏理气机，调畅中焦而使之升降有序；乌药辛温，辛行散，性温祛寒，入脾而宽中，行气散寒止痛。

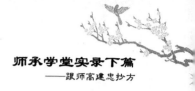

脾虚便秘验案一则

夏津滨

临证中很多医生对于脾虚泄泻的治疗效果甚佳,而不知如何治疗脾虚便秘。笔者在跟随老师学习期间,见老师喜用枳术丸加减治疗脾虚便秘。笔者也曾试用六君子汤合增液汤治疗此类病人,每每短期效果尚可,而长期疗效不佳。反思之后,对于临证治疗此类病人,常谨遵师旨,效果颇佳。今将笔者临证医案一则整理如下。

陈某,男,4岁。2013年4月5日初诊。

平时大便干结,排便痛苦不堪,常常需用开塞露,偶尔大便后有血。体瘦,喜肉食,小便调,喜动,余无不适。舌质淡红,舌苔薄白,脉缓。

处方:生白术9g,鸡内金9g,焦山楂6g,麻子仁6g,蝉蜕6g。7剂,水煎服,日1剂,分两次服。

2013年4月12日二诊:服药后大便畅,饮食佳。守方14剂。药后大便正常。

案中取生白术配鸡内金健运脾胃,加焦山楂以消肉食,加麻子仁润燥通便。小儿喜动,考虑"脾常不足,肝常有余"之特点,故加小量蝉蜕入肝以治风。

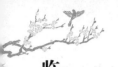

温胆汤临证体悟

冯文全　裴晋云

老师用药，重至简之道而轻繁琐；老师论方，穷至真之理而弃蒙昧。

庄子曾说："天地有大美而不言，四时有明法而不议……"

万事万物之理在道的层面可"一以贯之"。老师常说。

临证抄方时，温胆汤为老师常用方。初不明原因，后读及《有大美而不言的温胆汤》一文，方得窥见老师对此方"道可道，非常道"的感情。一张平淡的温胆汤，老师将其置于"道"的层面。

验之于临床，温胆汤更是为老师所广用。内伤脾胃病、多梦、阳痿、耳鸣等病，皆随证治之，无不应手而效。回归到此方制方之初，莫不叹服古人智慧之高深。颇有"方本天成，妙手偶得"之慨。

最妙的是在《小柴胡汤治疗三焦郁热》一文中，老师受叶天士启发，将小柴胡汤、温胆汤和三仁汤三方类比。认为"三方同治三焦，三方同治气。小柴胡汤治疗气滞兼热（可有兼虚），三仁汤治疗气滞兼湿，温胆汤治疗气滞兼痰。同为调畅三焦气机之方，只是有治热、治湿、治痰的不同"。将温胆汤的功用论广于三焦，遥合徐灵胎"此解郁化痰涎之剂"论，俱为有得之言。

师者传道，学生受业。老师对此方的情感如同种子一样，同样埋在了弟子们的心中。笔者于临证中反复体味此方及其所承载的"方道"，并附所治耳鸣案一则，望同学能从中有所体悟。

郝某，男，80岁。2013年3月14日初诊。

主诉脑鸣半年，左耳耳鸣一年。鸣时无有间歇，夜深人静时明显，影响睡眠。平素胃怕凉，偶有胃胀，打嗝，咽不利，伴清嗓。无"三高"，纳、便尚可。舌质淡暗，舌苔白而松腻，脉弦滑。

证属痰气互结，三焦不畅。治以调和痰气，通畅三焦为法。方用小柴胡汤合温胆汤加减。

处方：柴胡9g，黄芩9g，清半夏9g，陈皮12g，茯苓12g，枳实9g，竹茹9g，石菖蒲12g，蔓荆子12g，炙甘草3g，天花粉12g，苍术9g，生龙牡各30g。7剂，水煎服。

2013年3月21日二诊：药后脑鸣、耳鸣不减，且近2日来耳闷、头闷明显。舌质淡暗，舌苔白微腻，脉滑。证属三焦痰气不调，肝经疏泄太过。治以调和痰气，内敛风木为法。方用温胆汤合乌梅加减。处方：陈皮12g，姜半夏9g，茯苓12g，枳实9g，竹茹12g，石菖蒲15g，蔓荆子15g，生龙、牡各30g，鸡内金12g，炙甘草3g，苍术3g，乌梅30g。7剂，水煎服。

药后脑鸣几无，耳鸣亦减轻，耳闷症状基本消失。舌质暗红，舌苔白而微腻渐向中心退去，脉弦缓。证治同前，在上方基础上加减，继服14剂后，耳鸣减轻，基本不影响生活，停药。

笔者临证，深受老师影响。治疗本案患者之耳鸣，辨为痰气郁阻三焦，仿老师手法处以温胆汤合小柴胡汤，似也在情理之中。然为何二诊时，患者耳鸣非但没有减轻，反而更增耳闷、头闷呢？

带着这个问题，笔者将老师治疗耳鸣的医案及文字反复研读，思考影响本案首诊疗效可能与如下两点原因有关。

第一点：治病不本自然之四时。老师教弟子治病救人之术，或语言、或文字、或临床以言传身教，将自己临床所思、所得传播开来。但有些知识却是只可意会不可言传，如治病当本四时之理。此理说着极易，然做到却不易。

老师在《白虎汤漫谈》一文的结尾之处说："使用白虎汤必须注重四时、节气，但又不能拘泥于四时、节气……我们在使用白虎汤时，必须注重脏腑的升浮降沉、方药的升浮降沉以及病气的升浮降

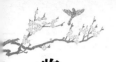

沉。"白虎汤如此,他方亦如此。此理在老师自能明了,而在学生,非吃一堑,不能长此智。

意识到这个问题,再看3月20日这天,适逢春分,农谚有"春分麦起身,一刻值千金"之说。草木在此时节,调达之力本就旺盛。测之于人,肝木调达,此时的"天时"就是一剂小柴胡汤。况老人年过八旬,上实下虚,焉能再经升散?于是二诊在温胆汤的基础上,去升散之柴胡,入敛厥阴之乌梅30g,以制风木,得效。

第二点:治病不本人生之四时。人到八十,暮岁之年,已进人生四季之冬。势必"九窍不利,下虚上实"。老师在《下虚者升浮宜慎》一文中早已言明,恐升散之药拔下虚人之根本,用之当慎。本案二诊去柴胡剂即是因此而为之。

温胆汤如此,他方亦如此,学者当一以贯之。

思考甘姜苓术汤

冯文全　裴晋云

老师勤于读书、善于思考，影响着我们每一位后学者。

老师常用甘姜苓术汤治疗腰痛。翻阅老师的跟师笔记，见冯世纶老师在临床上也每每使用甘姜苓术汤。于是，笔者试图在老师的影响下去学习、思考甘姜苓术汤。

1. 甘姜苓术汤

甘姜苓术汤又名肾着汤，出自《金匮要略·五脏风寒积聚病脉证并治第十一》："肾着之病，其人身体重，腰中冷，如坐水中，形如水状，反不渴，小便自利，饮食如故，病属下焦，身劳汗出，衣里冷湿，久久得之，腰以下冷痛，腹重如带五千钱，甘姜苓术汤主之。"其药物组成为：甘草、白术各二两，干姜、茯苓各四两。

关于本病的病机，历代医家共识之处为"肾受冷湿，着而不去"。那么关于本方主治，顺理成章当为"补土以治水，散寒以渗湿"。

方中这四味药，大都是走中焦、走脾胃的药。那么肾着之病为何治以脾药？尤在泾解释为："其病不在肾之中脏，而在肾之外腑。故其治法，不在温肾以散寒，而在燠土以胜水。"

难道说此处若不"燠土以胜水"，就不可以"温肾以散寒"了么？

肾着病最典型的是"腰中冷"，可以冷到"如坐水中"。如此切肤之寒，非亲试者不能体会。究其成因，非置身天寒冷湿之地，乃

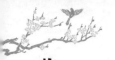

"身劳汗出,衣里冷湿";论及起病,非一日而成,乃"久久得之"。肾家已被寒湿所犯,日久成积,坚寒不化。诸般肾药,入此冰寒之地,恐药力未至,而其热性已竭。

况其人"腹重如带五千钱",虽"饮食如故",然"病在下焦",腰、腹何其困重,俱被寒湿所着,此时若以肾药治下,恐自腹以下,药力难以到达。故不得不以脾胃之药先驱开路。温振脾阳以胜内入之寒湿。

老师常说,身体里津液的升降出入出现异常的话,会产生湿、痰、饮这三家邪气。而痰多责之于胃,湿多责之于脾。肾着之病,感于寒湿,从脾胃为切入点实可谓点睛、生花之妙笔。

由此可见,假若"燠土以胜水"当真为仲师本意,抑或为山重水复疑无路后的柳暗花明又一"方"。

2. 甘姜苓术汤与苓桂术甘汤

甘姜苓术汤与苓桂术甘汤仅一味之差,若将方中的干姜四两易以桂枝三两,则为苓桂术甘汤。余药不但药味相同,且剂量也分毫不差。如此看来,区别两方的关键在于干姜和桂枝。《中药学》教材说干姜温肺化饮,桂枝助阳化气,看起来这两味药都可以治水。但是我们通过条文解读出干姜苓术汤用来治疗因"衣里冷湿,久久得之"的"腰以下冷痛";苓桂术甘汤用来治疗"心下逆满,气上冲胸"的"起则头眩"。前者责之寒湿,后者因于寒饮,即两方一个治湿、一个治饮。

干姜是治湿的么?如果您觉得不可思议,那么我们不妨听听古人的声音。《神农本草经》说:"干姜,味辛温……逐风,湿痹,肠澼,下利。"《说文》云:"姜,御湿之菜也。"诚然,以那个时代的目光来审视干姜,治湿是其本分。

关于苓桂术甘汤的主治,老师在《短气有微饮,当从小便去之》一文中已作阐释,认为该方可适用于治疗中、上二焦的饮邪。

其中对于偏于中焦还是上焦的论述甚为精彩,老师说"笔者临证,如治疗中焦饮停,惯用苓、术、草加桂;治疗上焦阳虚饮停,惯用桂枝甘草汤加苓、术。思路不同,用方则一"。如此用方,真可谓神而明之。

条文两次提到"水",腰、腹一派寒冷,却要说"反不渴"。这么冷的症状,这么寒的身体,怎么会口渴呢?

这句话存在的意义是什么?是否是在告诉读者,其外证虽与"水饮"相似,但却需要和水饮相鉴,此处之邪是湿而非饮。

3. 甘姜苓术汤与理中丸

甘姜苓术汤与理中丸两方的差别在于茯苓与人参。前方主治寒湿,后者侧重虚寒。

正如老师在《理中丸是太阴病的主方吗?》一文中所问:这里的"寒",究竟属虚还是属实?

人们根据理中丸是太阴病的主方而回答"虚寒"。这时候老师又问了一个问题:中药中哪一味药物可以治疗虚寒?

事实上我们找不到一味治疗虚寒的中药。

于是老师说:"通常所说的虚寒,并不是真有虚寒之邪,而是虚与寒的组合,虚指正气,寒指邪气,此处的寒仍然属实。治疗的时候,正虚当补,寒实当温。正如理中丸方中,人参治虚,干姜治寒,合而为方治疗虚寒。这也能解释:我们可以找到治疗虚寒之方,而找不到治疗虚寒之药"。所以寒没有虚实之分,寒是客观存在的一团冰冷之气。

正如《内经》所说"邪气盛则实,精气夺则虚"。

细察本方,可知其人素体不虚,因"身劳汗出,衣里冷湿",而有了遭遇寒湿的客观条件,但这并不能马上形成此证,尚须"久久"方能"得之"。也就是说这个人的肾之所以受此寒湿,且"着而不去"的一个重要原因是"邪气盛则实"。

邪气盛可以体现在两方面，一方面如钱塘大潮，汹涌澎湃，势如破竹。另一方面如涓涓小溪，细水长流，滴水石穿。而肾着寒湿，多似后者之盛，故不用人参来顾虚。

清代医家周杨俊所说"肾着之病，肾气本衰，故水火俱虚，而后湿气得以着之"。果真如此，则与理中丸之"虚寒"并无差别，恐与仲师之意不符。

泻黄散可以这样用

赵 军　裴晋云

泻黄散出自《小儿药证直诀》："泻黄散又名泻脾散，治脾热弄舌。藿香叶七钱，山栀子仁一钱，石膏五钱，甘草三两，防风四两（去芦，切焙）。"后世医家解读此方功效为"泻脾胃伏火"。

泻黄散方解，清代医家汪昂在《医方集解》中指出："此足太阴阳明药也。山栀清心肺之火，使屈曲下行，从小便出；藿香理脾肺之气，去上焦壅热，辟恶调中；石膏大寒泻热，兼能解肌；甘草甘平和中，又能泻火；重用防风者，取其升阳，能发散脾胃伏火，又能于土中泻木也。"

而近代医家张山雷在《小儿药证直诀笺正》中指出："方为脾胃蕴热而设，山栀、石膏，是其主宰；佐以藿香，芳香快脾，所以振动其生机。甘草大甘，已非实热者必用之药，而防风实不可解，又且独重，其义云何，是恐有误。乃望文生义者，且曰取其升阳，又曰以散伏火。须知病是火热，安有升散以燔其焰之理。汪讱庵书，最是误人。且诸药分量，各本皆异，轻重太不相称，盖沿误久矣！"

在随老师出门诊的过程中，见到对于头面部火热病证，老师每每使用泻黄散加减。当然，处方中用药、用量已与原方明显不同，通常都是以藿香、防风作为方中开始两味药，后面随症加减。

案1：赵某，女，40岁。2012年4月22日就诊。

主诉左耳痒数年，余无不适。舌质淡暗，舌苔白，脉细弦。专科检查：左外耳道肿胀、渗出、脱屑。

处方：藿香12g，防风3g，荆芥9g，柴胡9g，黄芩12g，龙胆草 3g，僵蚕 12g，蝉衣 9g，白蒺藜 15g，生薏苡仁 15g，鸡内金 12g，生甘草 3g。7 剂，水煎服。

案 2：李某，男，9 岁。2013 年 4 月 28 日就诊。

鼻室，流涕（浊），左鼻前庭肿烂 2 周，纳欠佳，大便干。舌苔白，脉缓。

处方：藿香 9g，防风 3g，辛夷 9g，白芷 9g，鸡内金 12g，连翘 12g，蒲公英 12g，紫花地丁 12g，败酱草 12g，桔梗 9g。7 剂，水煎服。

案 3：李某，女，31 岁。2012 年 10 月 11 日就诊。

咽干，吞咽痛。舌质暗红，舌苔白腻，脉细弦缓。

处方：藿香 12g，防风 3g，射干 12g，连翘 12g，牛蒡子 12g，姜半夏 9g，桔梗 12g，赤芍药 12g，丹皮 12g，鸡内金 12g，生甘草 3g。7 剂，水煎服。

案 4：杨某，女，67 岁。2012 年 7 月 30 日就诊。

咽痛，静滴抗生素两周。头昏，精神欠佳，手足心热。反复口疮四到五年。纳可，便调，眼干。舌质暗红，舌苔白，脉弦缓。

处方：藿香 12g，防风 3g，姜半夏 9g，生山楂 12g，鸡内金 12g，竹叶 3g，滑石 18g，射干 12g，蒲公英 12g，败酱草 12g，紫花地丁 12g，生甘草 3g。7 剂，水煎服。

案 5：高某，女，32 岁。2013 年 3 月 31 日就诊。

鼻周及唇周、下巴皮肤潮红起疹近半年，口角糜烂。咽干，唇干，鼻室，涕绿。经行不畅。舌质暗红，舌苔白，脉细弦缓。

处方：藿香 12g，防风 3g，生苍术 12g，生薏苡仁 15g，黄柏 12g，僵蚕 12g，蝉衣 9g，地肤子 15g，丹皮 15g，白蒺藜 15g，鸡内金 15g，生甘草 3g。7 剂，水煎服。

案 1，主要依靠局部辨证和经络归属来处方开药。局部肿胀、渗液、脱屑，提示热郁、湿、风，耳窍为少阳经所过，故用柴胡、黄芩、龙胆草入少阳而清其热，僵蚕、蝉衣、白蒺藜、生薏苡仁祛风除湿而止痒，藿香、防风功在"火郁发之"。

案2，鼻窒、流涕、鼻前庭肿烂提示不仅仅头面部有郁火、化毒，而且肺气郁闭。故取藿胆丸合苍耳子散加减通鼻窍，加桔梗一味宣通肺气；五味消毒饮加减清热解毒，合藿香、防风宣发郁热。

案3，在藿香、防风的基础上，加用了具有清热解毒利咽的射干、连翘、牛蒡子、桔梗、生甘草等药，同时加用了化痰、活血药。

案4，用药主要针对反复口疮及咽痛。案中加用竹叶、滑石是考虑到患者头昏、精神欠佳及手足心热，再加上七月的天气，有暑湿热。

案5，是藿香、防风用于皮肤病。局部皮肤的潮红、起疹、口角糜烂是湿热征象，亦提示有风。在用药上生苍术、生薏苡仁、黄柏清湿热，僵蚕、蝉衣、地肤子、白蒺藜祛风除湿，丹皮凉血，鸡内金、甘草运脾和胃。

老师在《泻黄散中防风的作用》一文中指出："关于治热用升散，实为临床常用之法。一方面，治疗伏热、郁热，在清热药中佐用升散药，能明显提高疗效；另一方面，治疗火热证症状表现在头面部者，即使邪热没有明显的伏与郁，在清热的同时佐用升散药，也能明显提高疗效。"

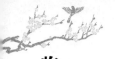

治病之道宛若魔方之理

裴晋云

幼时玩魔方，六个面，六种颜色，六式图案。每一面都需拼出相同的样式。常常，只能拼出一面而其他几面无从入手；抑或，只剩一格，若需完美却需打破全局从头来过。某日闲时，细想治病之道，突有所悟，宛若这魔方之理。

先时曾随一位老中医抄方，其疗效在当地有口皆碑。视其处方，好用太子参、麦冬、生地、白芍等滋腻之品。且每方皆以生姜三片为引，无论何证，尽皆如此。

见一案例：屈某，男，47岁。上腹隐痛3月余，腹胀，烧心，纳食欠佳，食后打嗝，失眠，大便偏干4～5日一行。西医院曾行相关检查提示：幽门螺杆菌重度阳性，慢性萎缩性胃炎，十二指肠球炎。舌红苔白中有裂纹，舌根厚腻，脉细缓。

处方：太子参15g，麦冬15g，百合30g，乌药10g，炒白芍12g，丹参15g，莪术10g，浙贝母15g，黄连6g，姜半夏9g，全瓜蒌30g，枳实15g，蒲公英30g，鸡内金15g，吴茱萸3g，生甘草6g，生姜3片。7剂，水煎服。

此后，患者连续在此处就诊，所述诸症皆以腹中隐痛为主。或兼见大便偏稀，或兼失眠多梦，都在该方的基础上加减。

八诊时，医者翻阅先时的病案，略带兴奋地对旁边的学生说："这病是好了，你们看，慢性萎缩性胃炎已变为轻度，幽门螺杆菌检查也呈阴性了"。此次就诊，患者自言，服药后症状一直在好转。现仅偶有胃胀，大便2～3日一行。舌暗红，苔黄白腻，脉弦缓。

处方：麦冬15g，生地15g，当归12g，炒白芍12g，川楝子

10g，丹参 10g，浙贝母 15g，元胡 15g，五灵脂 15g，黄连 10g，鸡内金 15g，沙参 15g，莪术 15g，蒲公英 30g，吴茱萸 3g，枳实 3g，生甘草 6g，生姜 3 片。5 剂，水煎服。

抄方学习之余，笔者始终在思考患者的舌象和治疗方药。患者就诊多次，舌苔始终厚腻。对于患者而言，或许胃不胀了，肚子不疼了，他就觉得自己病好了。至于舌苔厚腻，他们很少会去在意。然而事实又如何呢？"苔厚腻"就如同魔方中仅剩的一小格，倘若你去调整，大队滋补药累积起来"病愈"的假象就会土崩瓦解；然若放任不管，就如魔方中刺眼的不协调一样，患者的病始终未痊愈。

相似的病案，在高建忠老师笔下，又是这样的结果。

任某，男，62 岁。食后胃胀、打嗝三月余，左上腹疼痛，纳欠佳，失眠，便调。曾于西医院就诊，诊断为"慢性浅表性胃炎"。舌质淡红，舌苔薄白，脉弦大。

处方：炒白术 9g，青皮 9g，陈皮 9g，莪术 9g，枳实 9g，焦山楂 12g，炙甘草 3g。5 剂，水煎服。

二诊：诸症有所好转，舌、脉同前。

处方：姜半夏 9g，陈皮 9g，茯苓 15g、枳实 9g，竹茹 9g，炒谷、麦芽各 15g，炙甘草 3g，三七粉（冲服）3g。5 剂，水煎服。

三诊：多食胃有不舒，其余诸症已消。

于上方中去炒谷、麦芽，加生白术 15g、鸡内金 15g，改茯苓为 9g。4 剂，水煎服。

四诊：饮食不慎胃有不舒，便调。舌质淡红，舌苔薄白，脉弦大。

处方：生白术 15g，鸡内金 15g，香附 9g，干姜 6g，黄连 3g，炙甘草 3g，三七粉（冲服）3g。5 剂，水煎服。

五诊：患者高兴地说："前几天又去做了一次胃镜，医生说已经没什么问题了。我现在胃不疼也不胀了，就是晚上睡不着觉，心

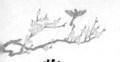

里觉得烦,鼻子有点干。"查其舌苔、脉象,舌质淡红,舌苔薄白,脉弦大。

处方:党参9g,炒白术12g,茯苓12g,姜半夏9g,陈皮9g,生龙、牡各30g,炙甘草3g。5剂,水煎服。

药后病愈,停药。

笔者问老师:"脉始终弦大,该如何?"

老师答:"脉弦大,主虚主劳,冬季丸剂调补。"

轻灵几味药却可疗重疾

裴晋云

很是佩服老师处方遣药的技巧，老师用方不大，三四味、五六味不乏其数；老师用量亦精，1g、2g、3g 屡见不鲜。在老师手下，病有大小而治却不分大小，很多时候看似危重难治之病，轻轻浅浅几味药，药到病除。

案一：王某，男，56 岁，2011 年 12 月 25 日就诊。

尿频，尿痛 3 年余，量少，淋漓不尽，色黄浊，有灼热感。大便次数少，2～3 日一行。口干，多饮不能缓解。纳食欠佳，舌质淡暗，舌苔黄白，脉弦。

处方：黄柏 9g，知母 12g，肉桂（后下）6g。4 剂，水煎服。

二诊：药后尿痛有所缓解，现仅晨起尿痛，大便日 1 次，口干减轻。舌质暗红，舌苔白，脉细缓。

于上方中加入生白术 15g，鸡内金 15g，枳实 9g。5 剂，水煎服。

药后，患者病愈。2012 年 4 月再来时，以他症就诊。

案二：翁某，女，20 岁，2007 年 7 月 27 日就诊。

近几年每到变天易发膝关节疼痛，尤其阴雨之时全身关节疼痛较甚。腰痛，大便不调，或秘或泻。汗出不多，舌质淡暗，舌苔白，脉沉细。

处方：生麻黄 12g，制附子（先煎）12g，细辛 9g，防己 6g。7 剂，水煎服。

二诊：药后，恰逢阴雨天，此次关节疼痛减轻。舌、脉同前。

于上方中加生薏苡仁 15g，14 剂，水煎服。

此后，凡遇阴雨或变天之时，患者皆自服此方，可免于疼痛。近一年后，未有复发，停药。

案一用方为李东垣之滋肾丸和枳术丸，案二用方是张仲景之麻黄附子细辛汤。经方、时方择宜而用，有如随手拈来。

治人而非治病

裴晋云

老师常言用药之妙在于辨证，方是随证而出的。何时该用何药，该取何方；面对一个病人，该从何入手，首方如何，之后该如何接方都是讲究策略的。

见老师治过一早泄案例，案中病人于初诊时即表现为一派虚象，脾气虚、肾阳虚。然而湿象亦很明显，纳差，舌苔白黏腻。考虑到虚不受补，老师于首方中仅取苍术9g以运脾，待得脏腑功能恢复，方依次加入白术9g，党参6g，人参6g，熟地9g以补虚。之后，老师有言："先医非不知辨证，乃不明用药次序，故病难愈尔。"

笔者喜读叶天士之书，每被其用方之精炼，用药之轻浅拜服。固常须苦于思索，亦难以释之。纵伤寒诸家，多有批叶氏用药轻浅如儿戏者，笔者深不以为然。

立方之道在于辨证而非其他，若以病之大小轻重而论，实属谬矣！

当代大家程门雪有言："药物的作用，是导引，是调整，是流通。所谓四两拨千斤是也。"可谓一语道破用药玄机。至于大剂量药物的使用，笔者亦不敢轻言是非，然深服经方大师曹颖甫所言："予之用大量，是由逐渐加而来，非敢以人命为儿戏耳！"纵用大剂量，也应为病情需要，不可以之为常耳。

读蒲辅周医案，见一例：陈某，男，4岁。1963年8月15日突然发热，恶心呕吐，4小时抽风2次。住院治疗，患儿大便呈脓血样，有里急后重之象。翌日，面色转为灰暗，寒战高热，呼吸微

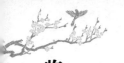

弱，经人工降温 16 小时后方得平稳呼吸。诊时：患儿呼吸促迫，唇色淡红，腹满不硬，午前寒战，午后高热。右脉沉滞，左脉弦大而急，舌淡，苔薄白而腻。

粉葛根 6g，桂枝 3g，白芍 3g，炙甘草 3g，生姜 2 片，大枣 2 枚。

药后，患儿体温渐降，四肢转温。仍有脓血及里急后重，前方去桂、芍，加健脾化湿之品，调理一周而愈。

本案之症不可谓不重，然蒲老不落俗之窠臼，四两拨千斤以除之，不得不令人称赞。

还有一案，出自杨德明之手。刘某，女，45 岁。口噤不能语 20 余天，西医诊断为咀嚼肌痉挛症。诊见右颞颌关节僵硬，疼痛，不能咬嚼食物，张口约 0.5 厘米。舌淡苔薄白，脉紧。

葛根、白芍各 60g，甘草 30g，桂枝 12g，麻黄 4g，生姜、大枣各 10g。水煎服，同时用药渣敷患处。

药后诸症消失，未有复发。

方中，虽葛根、白芍用至 60g，甘草用至 30g，实乃病情需要，非以此不能达到舒痉缓急之功。

临床需要的是什么，是"不落窠臼"而非"以此类推"，是"圆机活法"而非"墨守成规"。老师自有其独特的用药思路，"治人而非治病"，这是老师常用的。门诊上，当病人问"大夫，你在给我治哪一个病"时，老师常会回答："我治的是你这个人，而不是这个病。"

看一例老师治疗"癫痫"的病案，或许从中可以体会到什么。

樊某，男，76 岁，2012 年 7 月 4 日就诊。

中风后继发癫痫，发作时四肢抽搐，口吐白沫，目睛上吊，需持续数分钟方可缓解。左上肢僵直，下肢行动不遂。言语正常，小便不禁，大便偏干，口干，不喜饮水。舌质暗红，舌苔薄腻，脉结代。

处方：全瓜蒌15g，薤白12g，姜半夏9g，陈皮12g，茯苓15g，枳实9g，竹茹9g，全蝎6g，蜈蚣2条，鸡内金15g，胆南星9g，炙甘草3g。7剂，水煎服。

药后，诸症好转。其后就诊，老师或用温胆汤，或用五苓散，或取血府逐瘀汤，皆以随证变方。至六诊时，除行动仍有不利外，与就诊之初，情况大有好转。转方补阳还五汤加减，最后方中黄芪虽用至240g，亦以60g，120g，160g，渐加而来。从老师的处方中，看到的是"圆机活法"，是"方随证出"，是"另辟蹊径"。老师曾言："怪病多由痰生"，初时治此病，可看作是治痰；老师也言："疾病的痊愈除药物的作用外，更主要是患者的自我健康能力"，而此案中所有的治疗都着眼于恢复患者脏腑的协调功能。

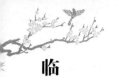

方以载法学方学法

裴晋云

老师说,方以载法,为医者必须读方。

逍遥散是老师常用方之一。

提到逍遥散,不自觉想到《庄子》中提到的一句话"逍遥于天地之间而心意自得"。由此,很自然地会问:逍遥散方中的灵魂为何,竟使本方当得起如此之名?

我们知道逍遥散是一张治疗肝脾两虚而郁的方子:脾气虚、肝血虚。于是,方中很自然地用到柴胡、薄荷疏肝解郁,当归、芍药养血柔肝,茯苓、白术、甘草健脾和中。由于脾为后天之本,又女子以肝为先天,故而该方历来被人们视为女科圣药。叶天士可以称得上是一位临床大家,在《临证指南医案》对此就多有记载。例如,在"调经"篇中载"许十八,经闭寒热,便溏腹痛。加味逍遥散去山栀","某,血虚内热,经不至。加味逍遥散去术"。在"郁"篇中载"某,气郁不舒,木不条达,嗳则少宽。逍遥散去术,加香附"等等。分析这些案例,似乎皆好理解:便溏腹泻责之于脾虚,经闭由血虚之故,虽寒热错杂却不同于少阳证;血虽虚经不至,然脾不言虚,用术必郁遏脾土,故去之;至于木郁,虽嗳却不同于胃家实满。因而,若仅从逍遥散本方证考虑,用之无虞也。由此我们知道,不论其表征如何,逍遥散治的是虚证。正如秦伯未在《谦斋医学讲稿》中强调的:"必须明辨虚实,才能理解本证的寒热错杂不同于少阳证,头痛胁胀不同于肝气横逆,饮食纳减不同于胃家实满,从而不可简单地把它当做疏肝主方。"

然而,叶天士的境界并非仅止于此。或许,从他的应用中我们方能体会到"逍遥"真正的含义。

上面提到过,逍遥散为"虚"而设,但如果不虚呢?仅虚当不起"逍遥"之名,在这里,我们以果寻因。"疏其血气,令其条达,而至平和"是结果,而最终的目的在于升降复常,脏腑安和。也只有如此,方可"逍遥"。这一点,叶天士看到了。

《眉寿堂方案选存·暑》中载一案:伏暑深秋乃发,是属里证,虽经溃泄,系阴虚夹邪。忌用温散,再伤阴液。今自利口渴腹满,可与四逆散方法。黄芩、枳实、六一散、生芍、广白皮。

伏暑深秋,天地间湿热俱盛,应于人体,尽皆发病。湿热伤津,且案中明言"忌用温散",故去柴胡;又湿热当清、当燥、当泻、当导利,故用黄芩苦寒以燥湿泻热,广白皮以行滞,六一散以清暑;暑湿中满,用甘草更加重脾土壅滞,亦去之。此处虽明言四逆散方法,然笔者却因此想到了逍遥散。案中,无论此方如何化裁,其用终不离"升陷腹中滞气"。于是,我们可以这样想,如果将"内郁之气,不得条达"看作本方的灵魂,那么逍遥散也只是一个示例方:因为脾虚、血虚我们合入当归芍药散。如此,少阳郁热便可合入小柴胡汤,三焦欠畅可合入温胆汤,水停内外不达可合入五苓散,等等。事实上,老师临证便是这样用方。然不管如何合方,其主旨皆在于气不畅,而由此引起的各种欠调之证均由气郁解而消除。故而,笔者认为,"逍遥"一词的灵魂在于四逆散法。

学方学法,这是叶天士给我们的启示,按着他的思路,任何一张方都可看做是示例方。他以药性辨证为基础,着眼于本质,在临床中灵活运用,随意加减,值得后学者深思。

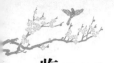

通关者上下顺而致平和

裴晋云

刘某，女，26 岁，2012 年 3 月 6 日就诊。

自述腹胀、腹鸣数日。近三天尿频、量少，点滴难尽，伴有疼痛感。问之，口干吗？回答说，不干。又问，饮食、大便如何？答道，吃饭不好，大便偏稀。查其舌苔、脉象，见舌质淡暗，舌苔白，脉细弦缓。

老师为之处方：生苍术 10g，厚朴 6g，陈皮 6g，肉桂 3g，知母 10g，黄柏 6g，鸡内金 10g，生甘草 3g。7 剂，水冲服。

2012 年 3 月 19 日二诊。自言服药后诸症俱失，独尿频一症尚未缓解。其舌脉同上。

处方：上方鸡内金改为 20g，加白茅根 15g。7 剂，水冲服（以上所用皆为中药免煎颗粒）。药后痊愈。

本案属"淋证""癃闭"范畴，案中老师用到通关丸（又名滋肾丸），然为什么要用呢？有一段时间笔者一直在思考这个问题，后翻阅诸书，发现历代医家皆好用此方。更有甚者，此方被冠以"治癃闭要方"之名！如此，原因何在呢？

通关丸由李东垣所创，在《东垣医集》书中多次被提及。这里，我们先绕开他的观点，看看后人是怎样认识的。罗天益在《东垣先生用药心法》中提到："凡小便不利，黄柏、知母为君，茯苓、泽泻佐之"。通过这一句话，我们至少知道，治小便不利，李东垣擅用黄柏、知母。然而为什么要加肉桂呢？或许，由《脾胃论》中我们可以找到答案。《脾胃论·阴病治阳阳病治阴》中有云："阴病在阳，当从阳引阴，必须先去络脉经遂之血……引而下行，天气降下,则下寒之病自去矣……此病阳亢,乃阴火之邪滋之,只去阴火,只损血络经遂之邪,勿误也。"于是我们可以这样想,用肉桂在于"引阳入阴",其用可以有两种解释:一者,引黄柏、知母入肾而滋肾之体;二者,引火归元。

然仅仅在于引阳入阴吗?非也!在《东垣试效方》中载有一案:"北京人,王善甫,为京兆官。病小便不利,目睛突出,腹胀如鼓,膝以上坚硬,皮肤欲裂,饮食不下,甘淡渗泻之药皆不效。先师曰:疾急矣,而非精思不能处,我归而思之。夜参半,忽揽衣而起,曰:吾得之矣。《内经》有云:膀胱者,津液之腑,又气化而能出焉。渠辈已用渗泄之药,而病益甚,是气不化也。启玄子云:无阳则阴无以生,无阴则阳无以化。甘淡气薄皆阳药,独阳无阴欲化乎!明日以群阴之剂投之,不再服而愈。"如此我们知道,本方在"引阳归阴"之外,最终的目的在于阴阳平和:用肉桂助阴之生,用黄柏助阳以化。而"阳化"的结果在于"平和",而途径在于泻阴火。

再回到前面的案例,案中,老师有意问了一句"口干吗",追溯到《兰室秘藏》,我们可以找到答案。《小便淋闭门》中有载:"如渴而小便不利者,是热在上焦肺之分",此时当用生脉散加桔梗;"如不渴而小便不通者,热在下焦血分",此时适用滋肾丸。这样联系,以上老师的处方似乎已然明了。但若细细分析该方的组成,还有一个问题被忽略了。方由黄柏、知母、肉桂组成。其中,黄柏泻肾火,知母清肺金。且此方既名之"通关"丸,在下之小便淋闭可除,那么在上或在中之闭塞是否用之也有效呢?答案是肯定的。《脾胃论》中言:"浊气在阳,乱于胸中,则膜满闭塞,大便不通。夏月应少加酒洗黄柏大苦寒之味……""堵塞咽喉,阳气不得出者曰塞;阴气不得下降者曰噎。夫噎塞、迎逆于咽喉胸膈之间,令诸经不行,则口干、目瞪、气欲绝……暑月阳盛……或以消痞丸合滋肾丸。"也就是说,除却小便不利外,对于咽喉不利、胸膈堵

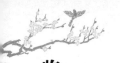

塞，甚至于口干、目睛突出者我们皆可以选用滋肾丸。

继续回到治疗癃闭这一方面，曾翻阅《丁甘仁医案》，其中对于癃闭机制的一段描述甚是精彩："三焦者，决渎之官，水道出焉。上焦不宣，则下焦不通。以肺为水之上源，不能通调水道，下属膀胱也。疏其源则流自洁，开其上则下自通。譬沉竹管于水中，一指遏其上窍，则滴水不坠，去其指则管无余水矣。"如此说来，小便是否通利主要责之于肺与膀胱，倘若气得以宣，水道通畅，则小便自利也。顺着这个思路再往下想，倘若以此（气宣水畅）为基础，那么由此引起的其他改变都可以因势利导之。对于此，《临证指南医案》中明确指出："小便闭者，若小肠火结，用导赤；湿遏三焦，用河间分消；膀胱气化失司，用五苓散；若湿郁热伏，致小肠闭郁，用小温中丸清热燥湿；若肾与膀胱阴分蓄热致燥，无阴则阳无以化，故用滋肾丸通下焦至阴之热闭"。

通关者，上下顺而致平和。非可一以贯之，却可由此而顺达也。

学中医当不拘于形

裴晋云

老师常说：学中医当不拘于形，"形而上"的内容更为重要。

近读《施今墨医案》，凡见气滞便秘者施老常用杏仁泥、苦桔梗、全瓜蒌、薤白头，疗效皆佳。想来气滞便秘者，皆因上下之气不能顺达，如此处方升提肺气、宣降腑气，加之开胸豁结，使清阳得升，浊阴得降，便秘自然可除。

每位医家自有其用药之偏好。老师临证，每取全瓜蒌、炒莱菔子两味，疗效亦佳。然因着瓜蒌、薤白之用，笔者由此想到了瓜蒌薤白白酒方。此方出自《金匮要略·胸痹心痛短气病脉证治第九》，结合其后两方，仲景用之主治胸痹之证。何为胸痹，以其脉象而言，"寸口脉沉而迟，关上小紧数"，知其为"阳微阴弦"，但寒无热尔。故此处薤白、白酒温阳之品必不可少。然此三药之配，究竟如何解读？

读叶天士《临证指南医案》，见其用此方以"流运上焦清阳为主"。用之凡见阳伤而清气不运者，薤白不可少，其余两味，皆可随证加减。调服之品，或以白酒、或以姜汁，然其妙皆在薤白。为何如此，初时不解。后见《临证指南医案·胃脘痛》中一案，或有所悟。于姚案中，叶天士有言："用药之理，远柔克刚，嘉言谓能变胃而不受胃变，开得上关，再商治法。"而开上关之法，叶氏又言："议以辛润苦滑，通胸中之阳，开涤浊痰结聚。"因此，处以"鲜薤白三钱、瓜蒌实三钱、熟半夏三钱、茯苓三钱、川桂枝一钱、生姜汁四分"。而薤白之妙，此处叶天士也有坦言："古有薤露之歌，谓薤最滑，露不能留。其气辛则通，其体滑则降。"究于此理，再思

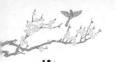

施老用药之妙，不言自喻。

然叶天士的用方，恐并非止于此。"王二三，始于胸痹，六七年来必发呕吐甜水黄浊，七八日后渐安。自述病发秋月，意谓新凉天降，郁折生阳，甘味色黄，郁因中焦脾胃主病。仿《内经》辛以胜甘论。半夏、淡干姜、杏仁、茯苓、厚朴、草蔻。姜汁法丸"。此处并无半点瓜蒌薤白白酒汤方的影子，立方却因此而来。如前所言，叶天士用此方在于"开得上关""流运上焦清阳"。然若病在中焦呢，此其一。至于温通之理与宣降之理，部位不同，用药各异。故而，我们可将干姜、草蔻、厚朴、杏仁看作瓜蒌薤白方的变方。其中，以"干姜、草蔻"代"薤白"，以"杏仁、厚朴"代"瓜蒌"。原方用白酒调服，此处以姜汁为丸；原方之意在于"流通上焦清阳"，而此方之用在于温运脾土。

桂枝为五苓散之灵魂

裴晋云

跟师学习，凡饮水腹胀、水饮水肿、呕吐泄泻、身热头痛、甚或口干、目痒、咽痛、鼻干者老师多用五苓散，每用之似皆得心应手。然其中之处，细细想来有明了者，有晦涩者，甚至有不知所云者。问及，师曰："五苓散其实是一张调节全身水液代谢的方剂，全身无论何处出现水液代谢障碍，均可用之。"如此想来，似乎有些明了，然又是什么原因使这张方剂如此灵动呢？

查《本经疏证》，其中记载有桂枝六种功效："曰和营，曰通阳，曰利水，曰下气，曰行水，曰补中。"而在此方中，桂枝宣通阳气，通津液于周身，最终使得"水津四布，五经并行"，故而笔者认为桂枝当为本方之灵魂。按着这种思路再往下想，五苓散就不再单单只治太阳膀胱之腑的方剂了，我们可以将它看做一张通调三焦水液的方剂。追溯于《内经》，这种联系更加巧妙："三焦者，水道出焉，属膀胱，而膀胱为三焦之下游也。"又曰："气化则能出焉，而三焦之气化，而膀胱之水方能出焉。"

老师治一案： 成某，女，56岁。2012年5月8日就诊。

自诉每日清晨口苦，难以下咽，饮水亦觉难受。另鼻干、无涕，目干涩难以睁开。午后腹胀，坐立难安，慢走数公里亦不能缓解。纳欠佳，大便稀，小便正常。查其舌苔、脉象，舌质淡，舌苔白，脉弦缓。

证属寒湿困脾，阳虚水液不得布达。方以平胃散合五苓散加减。

处方：生苍术12g，厚朴9g，陈皮12g，茯苓15g，猪苓

15g，泽泻 18g，桂枝 6g，柴胡 9g，黄芩 12g，蝉衣 9g，炒莱菔子 12g，生甘草 3g。5 剂，水煎服，早晚饭后温服。

2012 年 5 月 17 日二诊：自言服药后腹胀减轻，但饮水后胀。仍觉鼻干、目干，另唇干不喜饮，时觉身热。纳食尚可，大、小便正常，舌苔白，脉细弦缓。

证属三焦欠畅，气滞水停。处方：茯苓 18g，桂枝 6g，生白术 18g，厚朴 9g，陈皮 9g，泽泻 18g，猪苓 9g，炙甘草 3g，全瓜蒌 12g。7 剂，水煎服，早晚饭后温服。药后痊愈。

本案属"水证"无疑，水液流注周身，有余则或胀、或肿、甚则为逆，不足则目干、鼻干、唇干皆属此列。水液虽注于下焦，而三焦俱有所流，又水液的上承需要阳气的气化、推动。故若寒湿盛，阳虚无以蒸腾津液，水停于中脘即见腹胀，水不得向上泽润即目干、鼻干。患者午后腹胀，阳明胃土湿困，不得腐熟水谷，复见寒湿下注，故而大便稀。因五苓散仅是行水之剂，祛除寒湿则需合平胃散，另加柴胡、黄芩者，取小柴胡汤使"上焦得通，津液得下，胃气因和"之意，且蝉衣有升清之功，炒莱菔子有下气之用，诸药相和，尽皆归于"引水"。二诊腹胀减轻，仅饮水后胀，寒湿已除；鼻干、目干、唇干者，水液仍不得上腾也。故方中加大术、苓用量，改苍术为白术，且合开胸行气之全瓜蒌，意在通调三焦之气，使水行且有制。《伤寒来苏集·伤寒附翼》有言："白术培土，土旺而阴水有制也；茯苓益金，金清而通调水道也；桂味辛热，且达下焦，味辛则能化气，性热专主流通，州都温暖，寒水自行；再以泽泻、猪苓之淡渗佐之，禹功可奏矣。""盖水之得安流者，上为之堤防也；得以长流者，水为之蒸动也；无水则火不附，无火则水不行。"堤防者，制节也；蒸动者，火也，阳气也。仲景立方原意仅在脉浮，消渴，小便不利，表里同病，水欠其制难以"安流"，而世之病者多在水难得"长流"。

思及此，笔者恍悟：桂枝为五苓散方之灵魂。

察苔随想

裴晋云

某日门诊，见一患者，其舌苔浮黄，黏腻较甚。老师当即问道："此为何证？"随口答曰："湿热证。"老师又问："该用何方？"未及回答，又语："叶天士书中曾提到苔黄之有地无地，可留意。"

此前笔者未曾留意叶天士关于此类文字的记载，后细读之，突然想到"辛开苦降"四个字。大多情况下，我们将这四个字当做一层含义来理解，即在方歌中曾提到的"辛开苦降除痞满""降逆开郁气自舒"。然当层层剥解时发现，这里至少有三层含义：

其一，痞满之证多采用"辛开苦降"之法，辛以开郁，苦以降浊。

其二，"辛开苦降"应该包括三个方面，开泄、苦泄、苦降，此三者不可一概而论。

其三，"气自舒"非独气随湿化，也可是湿随气化。

叶天士在《温热论》中有这样一段记载："……再人之体，脘在腹上，其位居中，按之痛，或自痛，或痞胀，当用苦泄，以其入腹近也。必验之于舌：或黄或浊，可与小陷胸汤或泻心汤，随证治之。"之后，在下一段文字中明确强调："前云舌黄或浊，当用陷胸、泻心，须要有地之黄。"由此，我们可以得出，痞满在胃脘，浊苔生于上，色黄，非虚浮者，可用泻心法。

然而，什么情况下不可用呢？对此，叶天士又分别用了两段文字来论述：

"若白不燥，或黄白相间，或灰白不渴，慎不可乱投苦泄。"此时，若见"外邪未解，里先结者，或邪郁未伸，或素属中冷者，虽

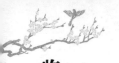

有脘中痞痛，宜从开泄，宣通气滞，以达归于肺，如近世之杏、蔻、橘、桔等，轻苦微辛，具流动之品可耳。"即今用三仁汤方之类。

"若光滑者，乃无形湿热，已有中虚之象，大忌前法（泻心法）。"若见"（苔）黄甚，或如沉香色，或如灰黄色，或老黄色，或中有断纹，皆当下之……"

值得注意的是，此中所言"泻心法"，非仲景所言"泻心"之意耳。"凡伤寒必究六经，伏气须明三焦。"就病位而言，承气汤法、泻心汤法位在中焦，三仁汤法位在上焦；就方证而言，用泻心汤法者，多去滋补之参、枣，加苦降之厚朴、枳实；就理法而言，此三者可以泻心法为中心，由此推之。

泻心汤用之多取半夏、黄芩、黄连、干姜。痞乃虚邪，入里化热，寒亦化热，郁遏中焦，故以苦寒（芩、连）之品降泄。程郊倩有言："……仍虑下焦之阴邪上入，兼温热以行之……"故用干姜。此法言"泻"未言"降"者，因其目的在于"和"，在于"阴阳两解"，非偏"苦寒直折"也。至于开泄之法，是用于表未解而里已结，或言气郁于上而湿滞于下者。气者，阳也；湿者，阴也。取黄坤载之理："阳之根在于阴，阴之根在于阳。"此时上下格拒不相畅达，汗之、下之皆多亡阴。如吴鞠通在《温病条辨》中所言："……汗之则神昏耳聋，甚则目瞑不欲言，下之则洞泄……三仁汤主之。"其后在自注中提到："……惟以三仁汤轻开上焦肺气，盖肺主一身之气，气化则湿亦化也。"而结果也是阴阳自和。

用药需辨体质

裴晋云 冯文全

林清玄在《平常茶非常道》一书中写道:"禅宗祖师常告诫学人'参活句,莫参死句','死中得活','觅一条活路',都是在说禅是活活泼泼、明明白白的,一旦成为形式主义,成为意识形态,成为僵化的认知,那就变成死禅。"

中因临床的辨证用药何尝不是如此!

张某,女,11岁。2012年12月28日就诊。

平素遇冷则咳嗽,反复发作,吐清痰。现咳嗽4天,痰黏不利,咽痛,声音嘶哑,涕多,纳食欠佳,二便正常。舌质暗红,舌苔黄腻,脉象细弦。

处方:焦山楂20g,炒莱菔子15g,全瓜蒌15g,生麻黄2g,炒杏仁9g,连翘15g,浙贝母9g,僵蚕9g,蝉衣9g,干姜1g,细辛1g,五味子3g,生甘草2g。

5剂。每日1剂,水煎300ml,早、晚饭后温服。

药后病愈。

本案处方,乍看较为杂乱。仔细梳理,老师应该是使用保和丸合麻杏石甘汤加减治疗食积痰热的。但患者症见咳嗽、痰黏、咽痛、声嘶,舌苔黄腻,热象明显。同时,证中既没有寒饮,也不是久咳,为何又合入"姜辛味"?

一日问之,老师说:"用药需辨体质。"

本案中,患者平素反复咳嗽,吐清痰,遇冷加重,提示患者肺有寒饮,用老师的话说:"这是一个小青龙汤证体质"。此次就诊虽表现出一派热象,但素体有寒饮,只用寒凉药物易加重寒饮,故须

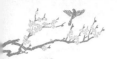

加入小剂"姜辛味"固"本之寒"。在此基础上用麻杏石甘汤加减清"标之热"。

中医注重天人合一，凡邪气侵之人体，须通过患者全身的表现方可得知所受之邪。清代伤寒家钱潢说得好："受本难知，发则可辨，因发知受。"然不同的人所"发"并不相同。张仲景时期即有"强人""羸人""尊荣人""欠精家"的论述。对于《伤寒论》《金匮要略》中反复提到的脉象，黄煌教授也有言："脉象，主要是用于辨'病的人'，而不是辨'人的病'。"

病案中老师的配伍即是针对"病的人"，其素体有寒故用热。

还有一个问题："麻杏石甘汤中可去石膏不用？"

师答："石膏不在，辛凉在。"

小儿之病治以和法

裴晋云　冯文全

小儿之病，难治，也易治。

小儿脏腑娇嫩，形气未充，吴鞠通将小儿的这一生理特点归结为"稚阴稚阳"。

虽历代医家均言小儿"肺常不足""脾常不足""肾常虚"，但小儿还有一生理特点叫做"纯阳之体"。

临床上，老师治疗小儿病同时考虑到小儿的这两个特点，常以"和法"为主，用药之性偏于温和，少见大苦大寒之品。老师常说："小儿之体，少见大虚大实之候。"

病案一：李某，男，5岁。2012年12月2日就诊。

昨晚开始发热、咳嗽，服"肥儿丸"后腹泻。现症见发热、鼻流清涕、时作喷嚏。舌质红，苔心腻，脉象细弦。

处方：柴胡9g，连翘12g，炒莱菔子9g，全瓜蒌9g，焦山楂12g，僵蚕6g，蝉衣6g，辛夷6g，桔梗6g，生甘草2g。

3剂，水煎服，1剂分2次服，每4小时服1次。

药后热退，诸症愈。

病案二：赵某，女，2岁。2012年12月9日就诊。

发热3天，饮食欠佳，食后即吐。时有咳嗽，流清水涕，大便少。舌质红，舌苔偏腻，指纹淡紫，略出风关。

处方：柴胡，连翘，炒莱菔子，全瓜蒌，焦山楂，僵蚕，蝉衣，浙贝母，生大黄，陈皮，生甘草。

以上各药为中药房之免煎颗粒剂，除炒莱菔子、焦山楂、柴胡各2包外，其余诸药皆为1包。

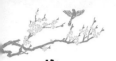

2剂，水冲服，1日之内分多次服尽。

第二日再来就诊，已不发烧，精神好转，能进食，但食欲欠佳。舌苔偏腻。

处以祛湿顾护脾胃之品予以调理。

以上两个病案所开处方似乎大体相同，是什么方子？

小儿发热多兼内伤，老师常说"吃得多了，不消化了"。分析以上两张处方，似乎有保和丸的影子。况两案中小儿的舌苔均腻，用保和丸消食导滞，于理也通。难道是保和丸？

2012年11月下旬到12月中旬的一段时间，门诊上"感冒"患者特别多，有似中医所说"疫病"，难道老师用的是杨栗山祛疫之方"升降散"？分析病案二的处方，僵蚕、蝉衣、大黄确实有升降散的影子，老师也经常去姜黄不用，代以炒莱菔子、全瓜蒌。难道是升降散？

如此说来，为什么重用柴胡？仅仅为了退热？为什么重用连翘？老师用保和丸经常不用连翘。

老师治小儿病常以"和"法为主，难道这是小柴胡汤？

是的，就是小柴胡！

对于治小儿的小柴胡汤，老师常用的组方是这样的：柴胡、连翘、炒莱菔子、全瓜蒌、生甘草。因黄芩苦、大寒，易以连翘；因半夏有毒，且性味过燥，易以炒莱菔子、全瓜蒌。小儿热病少见大虚之候，故参、姜、枣皆去之不用。

或问，病案中并无典型的小柴胡汤证的指征，为何用之？

小柴胡汤还有一个重要的作用，可使"上焦得通，津液得下，胃气因和"。其目标也在于一个"和"字。

又问，难道治小儿病不能用药性偏颇之品，若病之所需，又当如何？

答：小剂量使用，但整张方子须归于平和。

再来看一个病案：

王某，男，4 岁。2012 年 11 月 23 日就诊。

近 1 个月鼻塞、打喷嚏、流清涕。昨晚咳嗽严重，影响睡眠。平素纳食欠佳，大便正常。舌苔白腻不匀，脉象细缓。

证属寒饮，治以温阳化饮，散寒通窍。方选小青龙汤加减。

处方：生麻黄 1g，桂枝 1g，干姜 1g，细辛 1g，五味子 2g，姜半夏 6g，生白芍 3g，僵蚕 6g，蝉衣 6g，炒莱菔子 9g，全瓜蒌 9g，鸡内金 9g，生甘草 1g。

5 剂，水煎服，日 1 剂，早晚饭后温服。

且看方中剂量 1g，2g，3g，最多不过 9g。然效果却极好，当晚即不咳。

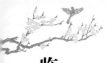

当归四逆汤方着眼于生散阳气

裴晋云

跟师临床，见一案：张某，女，22岁，2012年9月16日就诊。

面起疖肿两月余，素来经行则腹痛。手足畏寒，每年10月份开始即起冻疮，大便偏干，每周仅行2～3次。口不干，但喜热饮，纳食尚可，小便正常。舌质暗红，苔薄白，脉象细弦。

证属血虚寒凝瘀阻，治以温经散寒，活血化瘀。

处方：当归9g，桂枝6g，生白芍9g，细辛3g，通草6g，炙甘草3g，茯苓12g，桃仁9g，丹皮15g，全瓜蒌18g。7剂，水煎服，日一剂，早晚饭后温服。

此案中老师治疗手足冻疮用到当归四逆汤，后翻阅多书，见此种用法颇为常见，且疗效多佳。故而，笔者对此方的配伍产生了兴趣。

拆解当归四逆汤方，很多医家将其视为桂枝汤的变方，将其归属于治疗太阳病。例如，《幼幼集成》中指出："（当归四逆汤）治小儿血虚体弱，寒邪伤荣，以致眼目翻上，身体反张，盖太阳主筋病故也。"而冯世纶在《伤寒六经方证直解》中也说："本方为桂枝汤的加减方，故主荣卫不利的外寒，与四逆汤、通脉四逆汤专以里寒为治者大异。"至于刘绍武则直接指明："本方证的主旨在于当归、桂枝，故方名曰当归桂枝汤更为合适。"然而张仲景将它放在厥阴病篇中，意义何在呢？

"天地之道，剥极复来，故寒暑有往来之递嬗"。基于此理，笔者认为当归四逆汤放入厥阴篇中有提示疾病由阳入阴，再由阴出阳的传变规律。

离开该方证，我们站在作者的角度去思考这样一个问题：要写一本书，最终的结局应如何设置？很显然，有三种不同的结果，悲剧，喜剧，或是留下悬念。而这里张仲景留给我们的显然是个喜剧：病进、病退、最终痊愈。

"辨厥阴病脉证并治"之后，张仲景又列出两篇："辨霍乱病脉证并治""辨阴阳易差后劳复病脉证并治"。他们之间的关系是，厥阴病之后出现霍乱，霍乱之后病情转轻。或仅为太阳伤寒因房事不慎导致阴阳易，或疾病初愈不慎饮食、劳作而出现食复、劳复。总之，病情是逐渐好转的。这样想来，很多问题便很好解释了。厥阴乃阴尽阳复之脏，好比冬季乃寒尽春生之时。六经传至厥阴无经可传，四季轮回到冬季亦无处可去。于是，往复于春，于是转出于阳。

读《医方辩难大成》，其中有一种见解笔者甚为认同："盖厥阴为阴尽阳生之脏，寒至于此，当从木气升发，而渐还少阳，或仍从阳明以做解矣。"

为何要还以少阳，追溯于《黄帝内经》，《阴阳应象大论》云："……少阳之气始于泉下，引阳升而在天地人之上，即天之分，百谷草木皆甲坼于此时也。"此处主要在于"升发春木"之性，而肝应春木，故当以治肝为主。联系当归四逆汤的组成：桂枝之辛可温肝阳，细辛之辛可通肝阴，当归辛可补肝，甘草甘可缓肝，芍药酸可泻肝。通草又可通利阴阳之气，开厥阴之络。如此则肝木条达外应春之性，病邪由阴转阳而渐至恢复。

为何要从阳明做解呢？读《临证指南医案》，见"痉厥"篇中一案，或可以解释。

"戴某，酒客中虚多湿，阳明素虚，厥阴来乘，当谷雨土旺用事，风木与阳俱升逆，郁冒而厥，此平昔积劳成因，与外邪无涉。阅医多用风药，是再伤肌表之阳，乃召风以致中耳。当归，川桂枝，羚羊角，钩藤，明天麻，半夏，橘红，茯苓。"

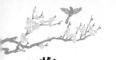

此处"阳明素虚"可理解为"中焦虚"或"脾胃虚",脾虚则木乘,此病在于厥阴之经,故重在泻肝、平肝熄风。因而方中用到羚羊角、钩藤、天麻,肝木既平,则病治转入中焦,即所谓还与"阳明作解"。

言至于此,当归四逆汤的重点在于什么呢?方中,有补药,如当归、芍药;有散寒药,如桂枝、细辛;有温通药,如桂枝、通草。《伤寒论》原文提及"手足厥寒""脉细欲绝",此处寒象的出现是里有寒还是由于阳气郁滞?联系厥阴病的提纲:"厥阴病,消渴,气上撞心,心中疼热,饥而不欲食,食则吐蛔,下之利不止"可知,病在厥阴之经,既可从阳化热,又可从阴化寒,病在经络者犹轻,病危深入脏腑者不治。如今仅见"手足厥寒",无舌卷、囊缩、消渴等热证并见,亦无肤冷下利之寒证兼存,知"脉细欲绝"仅为阴邪化寒郁滞肝经,"手足厥寒"为寒气格拒肝阳不得外散。可见,本方证的重点在于"散寒通脉"。而此处当归的应用主要在于"温通"。

对于此,吴鞠通有一则医案值得参考。"肝阳上窜,因怒即发,十余年矣。经云之病在络,岂经药可效?再厥阴之证,亦有寒热不同。此证脉沉而弦细,其为寒也无疑。大凡寒厥必死,今不死者,以其为腑而脏厥也。现胁下有块有声,络色紫暗,仅先用温通络脉法。新绛纱,半夏,降香末,川椒,旋覆花,生香附,桂枝,归须,桃仁。"

此处以桂枝、当归配以川椒、降香温通络脉,同时加旋覆花、香附开郁行气。

另外,本方证的寒既直接指出"手足"而非全身,那么身体其他部位局限性的寒凝是否也可以用本方呢?答案是肯定的。

刘渡舟有一则医案:余某,女,34岁。劳作汗出,后因小溲当风致小腹冷痛,腰痛,多日不愈。虽食小茴香、益母草等稍有好转,但时有反复。脉象见弦细。

对于这种情况，刘老即处以当归四逆汤，3剂后好转。刘老有言："下部受寒与肝脉有关，女性小腹痛，男性小腹痛或疝气牵引睾丸的，用这个方子都有效……当归四逆汤还可以治头疼，尤其是连着眼睛目眶都疼的。"

继续先前的观点，既然该方证所出现的"寒象"是由于"郁滞"而引起的，那么此处为何不用姜、附就很好解释了。即因着郁滞，便不是真的有寒，因而不能用大辛大热之品。对于这个问题，多数医家皆解释为，肝乃藏血之脏，体阴而用阳，用姜附恐耗劫肝阴。然读《临证指南医案》，笔者对这一解释产生了怀疑。

在"痉厥"篇中载有一案："王，右脉已伏，左小紧。四肢冰冷，干呕烦渴。厥阴浊泛，胃阳欲绝，此属痛厥，姑以辛热泻浊通阳。泡淡吴萸，制附子，川楝子，延胡索，淡干姜，茯苓。"

此证属厥阴寒厥，却用附子、干姜，显然以上解释并非绝对。

老师曾说："面对一个病人，最高的境界不是治病，而是治人。脏腑功能恢复，升降出入正常，疾病自愈。"

老师说："面对一个病人，用药并非非补即泻，用药也非非寒即热，多数情况下使用的手法是'调'。"

老师说："例如面对一个虚寒的病人，常法执于'温补'。倘先以'温振'阳气，实是捷径。"

因着老师的这些话，笔者想到了金匮肾气丸。该方的组方原则在于"少火生气"，其原本是一张治疗肾气虚的方剂。考方中药物组成，滋阴药之用明显超出助阳药。对于此柯琴有言："此肾气丸纳桂附于滋阴剂中十倍之一，意不在补火，而在微微生火，即生肾气也。"

可见当归四逆汤方着眼于生散阳气而使手足自温，在于"温振"，在于使阴消阳长，脉证自平。

临证实录与抄方感悟

以平药与之不能开其壅塞

裴晋云

某日，读《医方考》，发现这样一段文字：

"中风，不知人事，病则急矣。以平药与之，不能开其壅塞，故用藜芦与人参、细辛相反，使其相反而相用也……"

此方为通顶散，原方组成："藜芦、生甘草、川芎、细辛、人参（各一钱），石膏（五钱），共为末。"原文："病患国中风，不知人事，口噤不能开，用此药一字，吹入鼻中。有嚏者，肺气未绝，可治。"

且不管此方所立为何，本草"十八反"中明言"诸参辛芍叛藜芦"。然此处却反其道而行："使其相反而相用"。

由此，笔者想到了跟师门诊的一个经历：某日门诊，见一病人，其所患何病已记不太清。只记得老师在开方时先写了一味制附子，后合入它方时又加入了一味姜半夏，最后在调整整张方子时，很无奈地去了半夏换作它药。之后提起，老师说："乌头反半夏，连累附子。附子与半夏合用，药房拒付。"

在《临证传心与诊余静思》一书中，老师载有一例治疗乳腺增生的案例，用到逍遥散合海藻玉壶汤加减治疗。方中海藻和甘草同用，虽说两药相反，但患者服药后仅起初每服即吐，后呕吐减，双乳憋胀也减轻，再服乳腺增生一病居然完全好了。

不禁有问：十八反，当真是反？

或者说，其"反"的是什么，"不反"的又是什么？

《金匮要略·痰饮咳嗽病脉证并治》："病者脉伏，其人欲自利，利反快，虽利，心下续坚满，此为留饮欲去故也，甘遂半夏汤主之。"原方组成："甘遂大者三枚，半夏十二枚（以水一升，煮取半升，去滓），芍药五枚，甘草如指大一枚（炙）。"本方主治邪盛而留饮欲去之病，甘遂荡涤水饮之功极强，《本草纲目》即有载："不可过服，中病即止"。为何又要加入相反之甘草？且看方后服用方法："……顿服之。"

我们是否可以这样理解：虽留饮欲去，然非力猛而不能为也。甘遂药性虽强，仍不能开其壅塞，故须加入相反之甘草以增其势。如此仍不能，还须顿服方可。

一日师兄看到此段文字，有言："何为平药？不反的药就是平药吗？或问，平药中当真没有开其壅塞之品？或再问，此处（上文《医方考》中所说案例）用乌头配栝楼、半夏可以么？"对于《金匮要略》中所载之甘遂半夏汤，也有疑问："若此处需用反药以增其势，半夏与附子相反，芍药与藜芦相反，甘遂与甘草相反，为何此处偏用甘草以反甘遂？张老先生是真的需要反药增其势，还是想'玩玩'反药，不得而知。"最后一句纯属戏言，然而引起了笔者如下的思考：

反药相用有如仇人相见，水火不容。但凡常人，七情所致，深浅所系，唯加之于物，或悲、或喜、或怒方才得视于人，用药者同。

且说三组反药，与甘草、与乌头、与藜芦，既言相反相争，必有胜负。只看药性偏颇，比例多少。甘草在于和缓，乌头（或附子）重在温阳、散寒，藜芦重在清、在开泄。附子与藜芦有毒，其反药用之还需考虑毒性。

关于藜芦，《神农本草经》载："主蛊毒，咳逆，泄，头疡，疥癣，恶疮，杀诸虫毒，去死肌。"《本草纲目》谓其"哕逆用吐药。反胃亦用吐法去痰积之义。吐药不一，常山吐疟痰，瓜蒂吐热痰，乌头吐湿痰，莱菔子吐气痰，藜芦则吐风痰者也"。其（藜芦）主风痰，主开泄，中风属痰蒙心窍者用之。人参补益，以补为通；细辛通窍，相反却可相用，以开壅塞。

至于甘遂半夏汤，"此为留饮欲去故也"一句当放在"利反快"之下。如此，即为：虽利，心下续坚满，甘遂半夏汤主之。

利了，新的积滞马上又生，就近原则，从下治之。故取"甘遂"向下之势，合反药一以下之。不须取芍药收敛之势，故不用藜芦；不须取半夏温燥之势，故不用附子。

如此说来，十八反确实"反"，反的是药性，是对机体正邪交争的影响。而十八反也有"不反"，比如说攻邪，比如说疗效。

顺着这个思路，药物相反而相用的妙处也不言而喻。即如《医方考》中所载："以平药与之，不能开其壅塞。"

辨证论治不是中医治疗的全部

裴晋云　冯文全

黄某，男，62 岁。2012 年 12 月 11 日初诊。

患者左侧肢体震颤 2 年余，曾在西医院就诊，经诊断为"帕金森病"。发病半年后突然出现左上肢酸麻痛，持续不减，迁延至今。纳食、二便正常，睡眠尚可，但醒后易发心悸。舌质暗红，舌苔白，脉弦数。

辨证为风湿热痹阻经络，经脉欠养。治以祛风除湿通络为法。方选四味羌活汤合牵正散加减：羌活 9g，防风 9g，苍术 12g，姜半夏 9g，僵蚕 12g，全蝎 6g，生苡仁 30g，赤芍 18g，生甘草 6g。7 剂，水煎服。

2012 年 12 月 18 日二诊：药后，患者自诉左上肢酸麻痛有所减轻，但醒后仍有心悸，近几日大便偏稀。舌、脉同前。

原方基础上赤芍改为 24g，生甘草改为 12g，加茯苓 15g，干姜 12g。7 剂，水煎服。

2013 年 1 月 22 日三诊：药后左上肢酸麻痛消欠，日常生活不受影响，患者自行停药。但近几日左上肢酸麻痛又发，时有恶寒，头欠清利，尤以晨起头痛为甚。舌质暗红，舌苔白，脉缓。

辨证为气虚血瘀，湿盛络阻。治以补气活血，除湿通络。方选补阳还五汤加减：生黄芪 30g，赤芍 9g，当归 9g，桃仁 12g，红花 9g，川芎 9g，地龙 9g，陈皮 9g，桑枝 15g，生苡仁 15g，天麻 12g，茯苓 12g，生山楂 15g。7 剂，水煎服。

本案患者主症为左上肢酸麻痛。分析处方，初诊主要从风、湿、痰、瘀、热入手，着眼点在于"邪实"。故而用到四味羌活汤

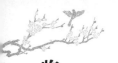

合牵正散，兼祛内外之风。用芍药甘草汤，有缓急止痛之意。《伤寒论》第29条明言："伤寒脉浮，自汗出，小便数，心烦，微恶寒，脚挛急……若厥愈足温者，更作芍药甘草汤与之，其脚即伸。"

三诊是在一个多月之后，服药后患者症失，自行停药。却于近几日再次复发，可见以上的辨证虽效，却只能治其标，未能去其本。仔细揣摩三诊处方，发现其与前两诊在思维方式上完全不同，此次从气虚入手，着眼点在于"正虚"。虽兼以治瘀通络，立论却是因虚致瘀。

问："同是肢体酸麻痛，为何前后两次的处方会有这么大的差别？"

师答："引起肢体酸麻痛的可以是'痹证'，也可以是'脑病'。当然，在脑病的基础上也可以出现痹证。一、二诊时我们从痹证入手，虽然很有成效，却不免反复，可见刚开始并没有找到'本'，所以以后我们就转到了脑病。而若从专病专方考虑，补阳还五汤是治疗脑病常用的一张方子。"

又问："前后两次思维的转变，主要依据的是什么？"

师答："在学习中我们学到的主要是'辨证论治'，但临床中我们若仅用这种方法会把医者憋死。辨证论治是中医治疗的特色，但不是全部。门诊上开处方，辨证很重要，但适时地还要加入辨病与辨症，以及医者对整个病情的推断。一张处方的形成，这些是必不可少的。就像这个病案，我们就需要辨病，这很关键。"

再问："若第一诊直接从脑病考虑，可不可以用补阳还五汤？"

师答："不行，脉象不支持。"

感悟：画龙需得点睛，辨病与辨症即可看做是对辨证的点睛。

补阳还五汤出自王清任的《医林改错》，原方组成："黄芪四两（生），归尾二钱，赤芍一钱半，地龙一钱（去土），川芎一钱，桃仁一钱，红花一钱。"方中黄芪用量独重，其余五药用量不及黄芪五分之一，其目的在于补气，通过补气以活血通络。

本案属于中医中风的范畴，因肢体酸麻痛偏于一侧，也可归于"偏枯"。历代医家对于中风的见解不一：金元以前大多从外感立论。即如吴昆于《医方考》中所言："……然上世立论，主于外感……"其宗张仲景之说："大风之为病，当半身不遂。"(《金匮要略》)。到了金元时期，"河间主火，东垣主气，丹溪主湿"。及至明清，叶天士提出中风"乃阳气之变动"，主张从肝论治。

王清任在继承先贤的基础上，"细心研究，审气血之荣枯，辨经络之通滞"，其后"颇有所得"，宗东垣之说，认为"元气亏损，是其本源"，故而创立该方，重在补气补阳，且指出"但凡中风均可随证加减"。

三诊中患者上肢酸麻痛又发，伴有恶寒、头痛。此处"恶寒、头痛"需区别于伤寒，以"脉缓"为辨。缓者，虚也，责之于脾，因之于湿。故补阳还五汤补气活血之余，加陈皮理气，茯苓健脾利湿，生山楂导滞，生苡仁清热利湿下气，兼"主筋急，拘挛不可屈伸"(《神农本草经》)。头痛因于风湿闭阻肝经，故用天麻。用桑枝者，因其可除风热痹痛。"有人臂痛，诸药不效，服此数剂即愈"。(《本草纲目》)

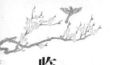

临证实录与抄方感悟

专病不妨加用专药

裴晋云　冯文全

跟师抄方,在欣赏老师辨证用方的同时,也常会见到方证不应、近乎莫名其妙地用方用药。

林某,男,67岁,2013年1月8日初诊。

患者确诊糖尿病2月余,多次血糖检测:空腹血糖>9mmol/L,餐后2小时血糖>13mmol/L。未用西药治疗。现症见腰困痛,偶有耳鸣。精神、睡眠欠佳,纳食好,大便正常,小便频、呈黄沫样。舌质暗红,舌体偏瘦,边有齿痕,舌苔白,脉象细弦。

处方:姜半夏9g,陈皮12g,茯苓15g,枳实9g,竹茹9g,黄连15g,黄芪30g,葛根30g,山萸肉18g,生山药18g。

7剂,水煎服,日1剂,早、晚饭后温服。

2013年1月15日二诊:药后诸症好转,血糖逐渐下降。近几日大便有点稀,胸部总觉不畅快。舌、脉同前。

上方加全瓜蒌12g,鸡内金15g。7剂,水煎服。

2013年1月22日三诊:进一步好转,空腹血糖6.5～7.1mmol/L,大便仍稀。上方去全瓜蒌,7剂,水煎服。

患者连续就诊6次,无不适,血糖正常。嘱注意饮食控制,坚持锻炼。

初诊,患者见睡眠、精神欠佳,用温胆汤调畅三焦津液,使气血津液调和而精神、睡眠自然好转,这是老师常用到的调和思想。二诊中,患者见胸不利、大便偏稀,属脾虚气滞之象,故用全瓜蒌宽胸,鸡内金调护脾胃。

方中重用黄芪、葛根益气升阳,此法源于张锡纯。对于消渴之病，张锡纯认为主要是"元气不升"所致，其所创玉液汤重用黄芪为主药，"助脾气上升，散精达肺，升补元气"。同时配伍知母生津润燥，且制黄芪温热之性。然原方中津液亏虚由胃热所致，故用知母；此案中阴亏因于肾虚，故用生山药、山萸肉，有合入肾气丸之意。方中黄连可制约黄芪温热之性，且黄连与山萸肉配伍有"酸苦制甜"之意。仝小林教授曾说："苦酸制甜，自然界中苦味为甜的对立，酸味为苦的中和，酸味既可以缓解黄连的苦寒之性，也可以收敛气阴，防止耗散，使受损的气阴得以恢复。"

黄连苦寒，多用易损伤脾胃。老师用之常以3g居多，6g亦极少用。而此方中径用15g，笔者苦思多日不解。问之，师曰："此处用黄连降血糖。"

降血糖？专病专药？

后笔者翻阅前人书，见李时珍于《本草纲目》中即有类似论述："消渴尿多。黄连末和蜜为丸，如桐子大，每服三十丸。"

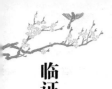

伤寒温病，因发知受

裴晋云　冯文全

经云："善治者治皮毛。"伤寒、温病学派皆从"治皮毛"着手。然皮毛难治！治皮毛最是考验医生的辨证论治水平。

治皮毛首分伤寒、温病。而临证见老师有今日辨为伤寒明日辨为温病者，老师说："伤寒、温病，因发知受。"

见有一案：赵某，男，53 岁。2013 年 1 月 6 日就诊。

恶寒、身疼痛 3 天，无汗。发作性喷嚏，胸闷、气短、烦躁，纳食欠佳。大便少，昨晚腹不舒。舌质淡暗，舌苔白腻，脉细弦缓。

处方：生麻黄，桂枝，炒杏仁，生姜，细辛，五味子，僵蚕，蝉衣，炒莱菔子，全瓜蒌，滑石，生甘草。

以上各药为中药房免煎颗粒剂，除炒莱菔子、全瓜蒌、滑石各 2 包外，其余皆为 1 包。

1 剂，水冲服，1 次服下，捂被令汗出。

2013 年 1 月 7 日二诊。

诸症好转，胸部也宽松些，但仍身痛，不觉得饿。舌苔白腻，脉细弦缓。

处方：炒杏仁，白蔻仁，生苡仁，厚朴，姜半夏，通草，滑石，竹叶，苏叶，炒莱菔子，全瓜蒌，蝉衣，桔梗，柴胡。

以上各药均为 1 包。

2 剂，水冲服，1 日分 4 次服下。

2013 年 1 月 8 日三诊。

好多了，纳食增加。乏力，有痰，动则汗出。舌质淡暗，舌苔薄腻，脉弦缓。

处方：上方去苏叶、柴胡，加僵蚕、鸡内金各1包。

3剂，水冲服，日1剂，早晚饭后温服。

药后病愈。

有问：本案是"伤寒"还是"温病"？

从八纲辨证而言，是表证？里证？寒证？热证？

初次就诊时，患者症见复杂：表里同病，寒热错杂。既可辨为太阳伤寒证，症见恶寒、身痛、无汗；也有太阴温病的影子，如胸闷、纳差、腹不舒、苔白腻。此时用方关键在于辨出何者占主导地位。本案中，患者恶寒、身痛为主要症状，寒多热少，最为关键。病人在描述怕冷的感觉时说道："穿多厚都觉得冷"，值得注意。

《伤寒论》第4条："太阳病，或已发热，或未发热，必恶寒，体痛，呕逆，脉阴阳俱紧者，名为伤寒"。此处，因邪有入里之象，故脉象偏于细缓。然太阳表证未解，故仍投以麻黄汤解表。寒邪入里化热，故而烦躁；气机不利，则胸闷、气短；发作性喷嚏与寒饮内停有关。故而，一诊处方可以这样理解：

姜辛味配伍可散寒、化饮，易干姜为生姜者，生姜偏于走表；甘草、滑石配伍，可除寒化之热，且可利湿；最妙在于是杏仁、滑石、生姜配伍，有合入治太阴温病之意。也可以说，这里用到了三仁汤。老师曾说："三仁汤中治肺的主药是杏仁、滑石、通草，先宣通肺气，然后由肺达膀胱而利湿"。于是，我们可以这样理解，胸闷、气短，以至于腹不舒、大便少是气滞湿阻之故，苔腻即可证明有湿邪。用杏仁、滑石、生姜可宣降肺气以利湿，以生姜易通草者，通草性凉，生姜性温；通草导下，生姜温散。僵蚕、蝉衣配伍炒莱菔子、全瓜蒌，恢复气机升降。

二诊中，太阳已解。胸部宽松些，但仍有胸闷、身痛、苔腻，考虑湿热困阻，方用三仁汤淡渗利湿。吴鞠通在《温病条辨》有载："头痛恶寒，身重疼痛，舌白不渴，脉弦细而濡，面色淡黄，胸

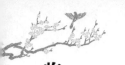

闷不饥，午后身热，状若阴虚，病难速已，名曰湿温……三仁汤主之。"在加减中，苏叶、柴胡、桔梗为升药，炒莱菔子、全瓜蒌为降药，蝉衣清宣达外，调畅气机，给邪出路。且柴胡可转枢在里之热，苏叶解表散热。

三诊中，去柴胡、苏叶偏表之药，加入鸡内金、僵蚕。患病日久、饮食欠佳必伤及脾。老师最终从脾胃收功，加入鸡内金有调护脾胃之意。僵蚕辟秽化痰，针对有痰而设。

湿热证治各有别

裴晋云　冯文全

临证处方，主方的选择至关重要。

考试时，我们对方与方的鉴别烂熟笔下。但要真正明白，还需临证体会。

病案一：李某，女，56岁，2012年9月14日就诊。

近一周来头蒙，失眠，汗多，晨起手麻。咽干、咽痛，痰多，喜饮水。餐后觉胃酸，大便干，3～4日一行。舌质淡，舌苔黄白腻，脉弦缓。

辨为湿热证，方用三仁汤加减：

处方：炒杏仁12g，白蔻仁（后下）6g，生苡仁15g，姜半夏9g，厚朴9g，滑石（包）18g，竹叶3g，通草3g，桔梗12g，炒莱菔子15g，全瓜蒌15g，炒苏子15g，鸡内金15g，蝉衣9g。

5剂，水煎服，日1剂，早晚饭后温服。

药后诸症好转。9月21日再诊时，仍有胃酸，餐后胃不舒，大便干，苔腻减轻。

处以半夏泻心汤加减，辛开苦降调理中焦。

病案二：刘某，女，24岁，2012年9月21日就诊。

近一年来咽干、咽痛反复发作，反复生有口疮。近几日咽干、咽痛、口疮疼痛，腹不舒，大便偏干，小便不畅。舌质暗红，舌苔黄白腻，脉细弦双寸大。

也辨为湿热证，方用甘露消毒丹加减：

处方：藿香12g，白蔻仁（后下）6g，生苡仁15g，滑石（包）18g，川木通3g，石菖蒲9g，黄芩12g，连翘15g，浙贝母12g，射干12g，桔梗12g，车前子（包）15g，炒莱菔子15g。

7剂，水煎服，日1剂，早晚饭后温服。

药后，诸症愈。

同样辨为湿热证，同样症见咽痛、咽干、便干、舌苔腻，为何病案一用三仁汤，病案二却用到了甘露消毒丹？这两张方子的区别何在？

曾见过这样两个病人，都有咽干、咽痛、发热、鼻塞、便干、舌苔腻。所不同者，一个低热，伴胸闷、乏力，老师用到了三仁汤；一个高热、恶寒，老师用到了甘露消毒丹。

难道两者的区别仅是热象的不同？从方名上理解，甘露消毒丹治热毒之证，较三仁汤热势较重似乎于理也合。然上两个病案中，仅从见症并没有典型的热势孰高孰低之别，此时又当如何？

老师说："这两张方子都治湿热困阻，但三仁汤偏于治表，甘露消毒丹偏于治里。"

在讲课时，老师也这样说："三仁汤所治湿热主要在上焦，而甘露消毒丹所治湿热弥散于上中下三焦"。

在表，在里；治上，治中。乍一听这两段话似乎很难理解，但若将它们结合起来，就清楚了：三仁汤所主在上焦肺，湿邪困阻肺表则会表现出一系列在表的症状；甘露消毒丹所治弥散于三焦，偏于治里。

病案一湿热困阻肺表，清阳不升可致头蒙；痹阻脉络而见手麻；气机不畅，在内不得下见便干，向外不得伸展见失眠，"司开合"功能失常见汗多。因此选用三仁汤加减。加桔梗利咽，入炒苏子、炒莱菔子、全瓜蒌、鸡内金等通腑。

病案二无明显表证，在上可见咽痛、口疮，在中见腹不舒，在下见小便不畅，大便偏干，有明显湿热弥漫三焦之象。至于咽干、咽痛也可看做是热毒为患，故方用甘露消毒丹加减。桔梗升提，炒莱菔子降下，两者可相因为用。又加入车前子清热利尿，针对小便不畅而设。

由黄土汤引起的思考

裴晋云

曾患病，时值长夏，腹痛频作，恶食不饥，大便艰涩难行，便血淋漓。

师疏一方：制附子6g，生白术10g，生地10g，炮姜6g，黄芩10g，厚朴6g，甘草3g。用免煎颗粒剂，水冲服，2剂病愈。

此方乃黄土汤化裁。原文："下血，先便后血，此远血也，黄土汤主之。"（《金匮要略》）。对于"先便后血"的机理，很多医家解释为：脾虚不统血。此处不禁有问，既单言"脾虚"，用术、附、草即可，为何又加入生地、阿胶；又，方中既用附子、黄土温阳，为何又用黄芩清热？

考方中组成：有温阳之品附子、黄土、白术，有滋阴清热之品黄芩、阿胶、生地。温阳偏于中焦不难解释，缘何滋阴清热却偏于上焦？

追溯到《黄帝内经》，或许我们可以找到答案。

《素问·阴阳别论》云："结阴者，便血一升，再结二升，三结三升。"《素问·气交变大论》言"岁火太过，炎暑流行，民病血泄下注"，又言"岁金不及，炎火乃行，民病血便注下"。若将此三条合参而看，该方我们可以这样理解：

"结阴者"，阴不随阳，下血之由也。可为阳虚，可为阴虚。阳虚者，以附子温肾阳，黄土温脾阳，白术、甘草健脾。阴虚者，其释有二：一者，"岁火太过，炎暑流行"，火主夏暑之令，应于人体则见心阴亏而烦躁不得卧，故取黄芩、阿胶、生地，或再加一味黄连，泻火滋阴，有合入黄连阿胶汤之意；一者，"岁金不及"，乃肺

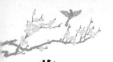

虚，用阿胶补肺阴。其所致"炎火乃行"，肺中热盛，用黄芩泻肺火。生地之用在于凉血止血。此两者方虽一然用法不同，一因于夏火，一在于秋燥。

或问，为何肠腑出血，却与心肺有关？

《灵枢·百病始生》有言："阴络伤则血内溢，血内溢则后血"，而大小肠之阴络在于心肺。

这是张仲景的立意，对证而治。然后世医家在此基础上，使其更加完善。我们先来看叶天士的一则医案：

"肠血腹胀便溏，当脐微痛，脾胃阳气已弱，能食气不运，湿郁肠胃，血注不已。考古人如罗谦甫，王损庵辈，用劫胃水法可效。

真茅术，紫厚朴，升麻炭，炙甘草，附子炭，炮姜炭，炒当归，炒白芍，煨葛根，新会皮。以黄土法丸。"

何为"劫胃水"，除胃之湿而复其阳。《黄帝针经》云："手阳明大肠，手太阳小肠，皆属于胃。"大肠、小肠的病变多因胃阳虚衰而无以为其输布津液，故复其阳为之要。李东垣在《脾胃论》中对此即有相关论述："如大便闭塞，或里急后重，数至圊而不能便，或有白脓，或少有血，慎勿利之，利之则必致病重，反郁结而不通也。以升阳除湿防风汤，举其阳则阴气自降。苍术、防风、白术、白茯苓、白芍。"

观叶天士处方：炙甘草，附子，炮姜，当归，白芍取法于张仲景，阴阳相济，使已耗之阴血生，已损之阳气复；苍术、厚朴、陈皮、葛根、升麻，取法于李东垣，升降相因，使阳升而阴自降，湿去而阳自复。

至于此，笔者又想到了《金匮要略》中的另一张方子，胶艾汤，与此有异曲同工之妙。

原方载："师曰：妇人有漏下者，有半产后因续下血都不绝者，有妊娠下血者，假令妊娠腹中痛，为胞阻，胶艾汤主之。"组成："甘草、川芎、阿胶、艾叶、当归各三两，芍药四两，干地黄四两。"

此两方一治便血，一治崩漏，病机不同，用药各异自不必说。然令笔者惊叹的是方中川芎之用。

或问，此方中灵魂药是哪一味？有人说，阿胶、艾叶，因其可温经止血；也有人说，生地、芍药，因其用量最大，且可滋阴养血。笔者以为不然，当属川芎。

崩漏下血，血欠致血虚，气也必虚。血虽藏于肝却摄于脾，下血不止亦可致脾虚。然为何方中不用芪、术？又，川芎味辛以散，乃血中气药。已下血不止，又辛以行之，不会太过？

不会，答案是肯定的。《临证指南医案·崩漏》中有一段论述甚为精彩："思经水必诸路之血，贮于血海而下。其不致崩决淋漓者，任脉为之担任，带脉为之约束。纲维跷脉之拥护，督脉以总督其摄。"妇人之病，多系于奇经八脉，而药可入奇经者，非灵动者不能。此方即以川芎担此大任。至于芪、术，叶氏也有言："芪术皆守，不能入奇经，无病用之，诚是好药，藉以调病，焉克有济？"

无病用之，是否好药不知。然以调病，恐效颇微。

"用药之妙在于灵动，其法在于动静结合。静可使病愈，动则可使人完复。"这是老师说的。

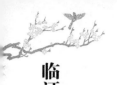

临证实录与抄方感悟

上焦得通则人身安健

裴晋云　冯文全

有些东西细细想来，其实很有意思。

一日脑子里一直回放着一句话："上焦得通，津液得下，胃气因和。"其中"上焦得通"四字，似乎总领其纲。这句话是对小柴胡汤功效的论述。然笔者因此想到了三仁汤。吴鞠通在《温病条辨》中有言："惟以三仁汤轻升上焦肺气，盖肺主一身之气，气化则湿亦化也。"此处三仁汤的重点落在"上焦"，而小柴胡汤的本意似乎也在开上焦。或许可以说，这两方都是以开上焦为先，以此为顺。

临床与书本最大的不同就在于：临床可以将书本的知识无限放大，甚至"难溯"其源。门诊上，当老师用到柴胡桂枝汤和小柴胡汤时会说："这两方的区别在于一方作用部位相对偏于表，一方作用部位相对偏于里"。相似地，用到另外两首方剂三仁汤和甘露消毒丹时，老师也会说："这两张方剂的区别在于一方作用部位相对偏于在表，一方作用部位相对偏于在里。"很明显这两组方剂治疗侧重点不同，但若从调理三焦津液方面入手，是否有相通之处？叶天士曾言："辨营卫气血虽与伤寒同，若论治法，则与伤寒大异。"若反过来理解即为：其异者仅为治法，论辨法则同。

于是对于以上两组方剂，三仁汤与小柴胡汤平行对待，其之表为柴胡桂枝汤，其之里为甘露消毒丹。《外感湿热病篇》开篇即言："盖伤寒之邪，留恋在表，然后化热入里。温邪则热变最速……""若其邪始终在气分流连者，可冀其战汗透邪，法宜益胃，令邪与汗并，热达腠开，邪从汗出。解后，胃气空虚，当肤冷一昼夜，待气还自温暖如常矣。"如将此两条相参而看，可以得到如下结论：

首先，小柴胡汤与三仁汤相较，小柴胡汤相对偏于表，三仁汤相对偏于里；其次，温热之邪流连气分者，可通过汗解，似乎与太阳证相似，却是太阳之里；最后，解后胃气空虚，非以补之，叶天士明言须待"气自还"，也可用小柴胡汤微和胃气。

见一患者，女，46 岁，2012 年 7 月 3 日就诊。

自诉口苦 20 余天，咳嗽，痰多。伴见全身乏力，目困、目痒，食欲欠佳。舌质暗红，舌苔白腻，脉象细缓。

师疏一方：柴胡 9g，黄芩 12g，炒杏仁 12g，白蔻仁（后下）6g，生苡仁 15g，姜半夏 9g，厚朴 9g，通草 3g，竹叶 3g，滑石（包）18g，炒莱菔子 12g，鸡内金 15g。

5 剂，水煎服，日 1 剂，早晚饭后温服。

2012 年 7 月 10 日二诊：药后诸症好转，大便有下坠感。舌苔薄白腻，脉象细弦缓。

老师换方：苍术 12g，厚朴 9g，陈皮 12g，茯苓 15g，姜半夏 9g，鸡内金 12g，焦山楂 12g，柴胡 9g，黄芩 6g，生苡仁 15g，炙甘草 3g，干姜 3g。

5 剂，水煎服，日 1 剂，早晚饭后温服。

药后病愈。

老师曾说："小柴胡汤与三仁汤都可以治气、治三焦，所不同者，小柴胡治气滞偏热也可见虚，三仁汤治气滞兼湿兼热。临证时，气滞、湿郁极易化热，故常用小柴胡汤与三仁汤合方。"患者就诊初期，咳嗽、痰多因湿留肺经所致，湿阻于肺，气机不畅故而全身乏力，口苦属少阳也可看做是气滞化热的表现，故而选方小柴胡汤合三仁汤。二诊精神好转，口苦、咳嗽、痰多已无，治由上焦转入中焦。恢复中焦升降，使患者纳食、大便正常，待正气来复而身体自健，这是老师常用的手法。

这是一种解释，然令笔者思考的是另外一层含义。前面提到三仁汤与小柴胡汤都是以开上焦为顺，而三仁汤"轻宣上焦"目的是湿随气化,重点落在"脾"上,小柴胡汤开通上焦目的是"和胃气",重点落在"胃"上。叶天士认为"柴胡劫肝阴"故常不用柴胡,《临证指南医案》中载有如下一则医案:

陈,热病后,不饥能食,不寐,此胃气不和。

香豉,黑山栀,半夏,枳实,广皮白。

此处,叶天士和胃气之法选用栀子豉汤,同时加行气之枳实、陈皮,其着眼点也是上焦,与小柴胡汤有异曲同工之妙。

不禁有问:是否可以这样理解,上焦通则气化、湿化、胃气和,而胃气和则人身安健?

阳结阳明，汗食为辨

裴晋云　冯文全

见一病案，段某，男，35岁，2012年12月16日就诊。

自诉昨日腹痛，今晨发热，体温达38.7℃，无汗出。大便不通，然食欲尚可。查其舌苔脉象：舌质暗红，舌苔腻，边有齿痕，脉象细弦数。

师疏一方：焦山楂24g，炒莱菔子18g，枳实6g，厚朴6g，生大黄6g，柴胡9g，全瓜蒌12g。

3剂，水煎服，日1剂，早、晚饭后温服。

药后病愈。

上为何方，或该病人当辨为何证？很长一段时间，笔者都将此看作阳明病，且方中用到小承气汤，方证对应，疗效亦佳。《伤寒论》190条："阳明病，若能食，名中风；不能食，名中寒。"189条："阳明中风，口苦咽干，腹满而喘。"又云："少阳阳明，胃中烦，大便难"。结合本案中患者能食，便不畅，发热，似乎属阳明中风无疑。然某日细细斟酌，还是有漏洞。

病人脉数却无汗，如何解释？

曾读《伤寒九十论》，许叔微在"阳结"一案中曾直言反问："阳明之脉长而实，中风者必自汗，今证虽阳明，然脉反见数，而身无汗，果可作阳明治否？"

如此，以上非阳明病，乃阳结也。处方当理解为大柴胡汤化裁。

仲景云："其脉浮而数，能食，不大便，此为实，名曰阳结也，期十七日当剧；其脉沉而迟，不能食，身体重，大便反硬，名曰阴

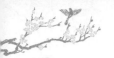

结也,期十四日当剧。"

大柴胡汤实乃小柴胡汤去人参、甘草加枳实、大黄、芍药而来。此案中,患者气滞明显,故以炒莱菔子、全瓜蒌代半夏通降腑气;舌苔见腻而无虚象故去姜、枣、芍代以山楂、厚朴化积燥湿。此乃叶天士用法,也是老师的化裁。

或问:阳结与阳明者,何以为辨?

答曰:中风者辨以汗,伤寒者辨以食。

回护其虚，务必存津液

裴晋云　赵军

师生问对，老师提及他的老师杨建屏先生时说："杨老师治疗小儿病变好用四味药：苍术、玄参、鸡内金、牛蒡子，我总觉玄参滋腻而苍术过燥，故常不用这两味而代以生白术，于是就变成生白术、鸡内金、牛蒡子。仍是枳术丸法。"

学方学法，这是老师的化裁。

见一案例，段某，男，35岁，2012年7月31日就诊。

自诉腹痛、发热1天，恶心，时时欲呕，不欲饮食，无腹泻。查其舌苔脉象，舌质暗红，舌苔白腻，边有齿痕，脉象细弦数。辨为少阳、太阴合病，方选平胃散合小柴胡汤。处方：柴胡9g，黄芩12g，姜半夏9g，生苍术12g，厚朴9g，陈皮9g，焦山楂24g，滑石（包煎）18g，牛蒡子15g，生甘草3g。

3剂，水煎服，日1剂，早、晚饭后温服。

药后病愈。

《伤寒论》273条："太阴之为病，腹满而吐，食不下，自利益甚，时腹自痛……"联系案中患者所诉，尽管没有腹泻，但也没有明显阳明热实证，故仍辨为太阴病。考虑到患者舌苔偏腻，边有齿痕，故选平胃散。张景岳有言："（平胃散）惟有滞、有湿、有积者宜之"。老师也曾说："平胃散治脾，与承气汤治胃，对等齐观。"其发热，脉不浮，不属太阳，故合小柴胡汤和解之。这是常规的解释。

然而笔者所关注的，是另外一种变通。案中患者积滞明显，故用焦山楂代以鸡内金，另加厚朴、陈皮辅以行气化积；夏暑之月，

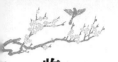

暑湿明显，故用滑石、甘草代以玄参清暑生津；至于用到牛蒡子，《素问·热论》有云："（伤寒）四日太阴受病，太阴脉布胃中络于嗌，故腹满而嗌干"，取其滑利之性有防微杜渐之妙。

这是老师的学以致用。

此方的原形可认为是张锡纯的资生汤，也可认为是东垣先生的枳术丸。然令笔者感兴趣的是这两方之间的关系。

枳术丸出自《脾胃论》，"治痞，消食，强胃"，其中白术之用，东垣先生指出"白术者，本意不取食速化，但令人胃气强，不复伤也。"

资生汤出自《医学衷中参西录》，原文："治劳瘵羸弱已甚，饮食减少，喘促咳嗽，身热脉虚数者。亦治女子血枯不月。"

两方组成有异曲同工之妙。或者说，资生汤可看做是在枳术丸的基础上加了滋阴之品生山药、玄参。

由此，笔者想到了另外两张方子，承气汤与增液承气汤。吴鞠通在《温病条辨》中有这样一段论述："本论于阳明证下，峙立三法：热结液干之大实证，则用大承气；偏于热结而液不干者，旁流是也，则用调胃承气；偏于液干多而热结少者，则用增液，所以回护其虚，务必存津液之心法也。"

后世称此法为"增液行舟"法，其"回护其虚，务必存津液"几字最为要论。资生汤下，张锡纯有注解：

《素问·阴阳别论》云："二阳之病发心脾，有不得隐曲，女子不月。其传为风消，其传为息贲者，死不治。"何以二阳之病发心脾相传会为"死不治"，《素问·经脉别论》或许可以找到答案："食气入胃，散精于肝，淫气于筋。食气入胃，浊气归心，淫精于脉……""饮入于胃，游溢精气，上输于脾……"食饮入胃，必先散于心脾方可散布周身。此处亦可看作是"增液行舟"，一以行燥结之邪，一以行精微；一以顺流而下，一以逆水行舟。

附 篇

  中医需要"传道"者,老师的首要职责在于"传道"。下面这些文字是学生在学习过程中根据录音整理而成,文字粗糙,聊供消遣而已。

高建忠

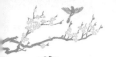

高建忠谈温病

在座的都是临床医生,大家在临床上发现外感病多还是内伤病多?

外感病中伤寒多还是温病多?

大家想过没有,什么是温病?

如果我们把中医分成两大学派,就是外感学派和内伤学派。把外感分两大学派,就是伤寒学派和温病学派。

温病学派把中医学拉到了继伤寒学、内伤学之后的又一个顶峰。

何廉臣选编的《重印全国名医验案类编》,这本书对后世临床医生的影响比较大。看看目录,按什么体例编排的?全书分上下集。上集,四时六淫病案;下集,传染病案。上集中包括风淫病案、寒淫病案、暑淫病案、湿淫病案、燥淫病案、火淫病案。疑惑:难道当时全国的名医都治外感病、不治内伤病?

翻看书中案例,里面也有内伤病病案。那么,作者为什么要这样编写?

从邪考虑,从邪立论。外感多见邪,当然内伤也会生邪,这是从外感的角度立论的。

临床上,外感病见得并不比内伤病少。而当前临床的现状是,会治外感病的中医越来越少,很多医生眼中全是内伤病。不识病在皮毛,只识病在脏腑。

我们想想,历史上,有那么多名医,留下来的不是伤寒医案就是温病医案,为什么我们现在见得伤寒、温病很少?或者善于治疗伤寒、温病的医生很少?而很多医生只用几则经验方或专病专方就

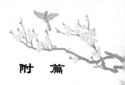

可行医一生,这本来就有点不正常。

当我们面对病人时,我们应该分清楚外感、内伤,伤寒、温病,一定要分清楚。有时分不清,没关系,只要有这种想法,有意地去分,自然地就分清了。

什么是温病?

是发热类病变?伤寒的病变也发热啊,内伤杂病也可以发热,气血阴阳虚都可以发热。中医的很多概念,我们发现经常不能顺口作出满意的回答,类似于什么是表证、里证?好像脑子里知道,但要说时又突然不明白。桂枝汤可以调和营卫,什么是营卫不和?什么是营卫?我们都在用,需要琢磨。不明白时就去读书。医生都是这样进步的。

说个病人。有个患者18岁,"五一"就诊。昨天下午开始嗓子疼,晚上加重,晚上出现发烧,今天上午来看病。看病时嗓子疼,用西药退烧药后烧退了,现在身上有点热,不怕冷,嘴干,喝水比平时多点,身上难受,不疼,头有点难受,疼的不厉害。舌质红,舌苔不厚,薄,以白为主,带点黄。脉浮数。

怎么治?

检查见咽黏膜充血,扁桃体充血肿大Ⅰ度,表面有散在脓点。吃饭还可以。大便?昨天下午发病的,没有足够时间观察大便变化。

大家可以开张处方出来。

大家认为这是表热证。用什么方?

大家认为这是典型的以咽痛和发热为主症的银翘散证。大家开出来的方多数是银翘散加减。

有个问题:淡豆豉的性味是辛温还是辛凉?吴鞠通笔下银翘散方中淡豆豉应该是辛温的。淡豆豉有两种炮制法,我们在药房抓到的是辛温的还是辛凉的?

药,煎多长时间?有后下药,后下的药需要煎多长时间?整个

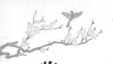

银翘散煎多长时间？这也是需要我们去思考的。

我看到有人在处方里加了玄参10克，黄芩10克。

为什么要加玄参？

有说养阴，热邪有可能伤阴。但，热邪有可能伤阴，也有可能伤气啊，发热病人也无力呀，是不是也需要加补气药？

我不是说加玄参一定不对，我只是提出来供大家思考。温邪易伤阴，什么时候应该加养阴药，这是需要思考的。理论搞清了，才可能在理论指导下更好地开出处方来。这里没有绝对的对与错，每个人有自己的体验，这里还涉及配伍，因此很难去说这味药在方中出现应不应该。但用不用这味药，都要有理论支持，而且还要反复用实践去矫正自己的理论。

为什么要加黄芩？

黄芩清肺热，该病人有没有肺热？方中加用每一味药都要有对应的药证，这个证是辨出来的，不是猜出来的，也不是经验出来的。中医首先是理论医学。我们可以说，中医、西医都需要经验，但前提都是理论医学，我们是在理论指导下用方用药的，这就是我们学理论的重要性。如果只靠经验，那我们记上一堆经验方不就成好医生了？没用的。

在大家的常识里，银翘散方的君药是哪一味？

有说银花。银花该用多大量？

开银翘散方时，通常会开几剂？

银翘散证应该有汗，至少不应该无汗，如果该病人无汗呢，怎么变？如果由于用上西医退烧药汗相对多，怎么变？

银翘散证舌苔不腻，若舌苔腻，白腻，或黄腻，在这个基础上用不用银翘散？用，怎么加减；不用，用啥方剂？

临床经常发现这种情况，脉和症辨的就是某个方证，但舌苔不支持，继续用该方加减还是舍弃该方用其他的方剂？

慢性咽炎患者，长期咽干，似乎辨出阴虚证。但舌苔腻，怎么

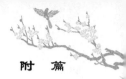

办？养阴药用不用？阴虚怎么舌苔这么腻？辨阴虚的理由？千万要辨证，不要猜证，不然一辈子是庸医，阴虚得有阴虚的表现，就因为嗓子干、嗓子疼时间长了就是阴虚？舌苔腻怎么敢用养阴药？舌苔腻在需要用养阴药的时候是这个人快死的时候，门诊的病人活蹦乱跳的几乎没有一个能用进去，这就是理论医学，不敢超越理论，不能凭感觉就这样用，这是会完蛋的，会让病人完蛋、最后医生也完蛋。这儿阴虚即便敢用银翘散，肯定得做较大的加减。舌苔腻时有了湿邪，银翘散方中哪一味药去湿邪？至少银花、连翘不去湿邪，反过来会不会助长苔腻？有的人吃了银翘散，烧退嗓子不痛了，就是舌苔腻，不想吃饭，怎么腻的？银翘散用的。碰到一个发热、咽痛的病人，有没有可能在一两天之内完全治好？十年前需要先后用两张方剂，十年后一张就治好了，说明我们进步了。不进步不行。用上银翘散把肺的邪解决了，把脾胃伤了，需要我们再调一次脾胃，能不能去肺邪的同时不伤脾胃？一定要思考。

　　说了半天，退回来看吴鞠通是怎么说的。后学者需要学前人的很多方剂。开始学方剂就学一张方，把组成背下来，然后会用，用上有效就好了。但要继续成长时，我们发现掌握的这部分东西远远不够用，这时需要对每张方剂找到出处，琢磨作者制方时的思考，与作者沟通了也许才能真正明白这张方剂，才可能真正学会使用这张方剂。

　　要真正学会一张方剂，需要读作者的原文，需要破解作者当时立方的思维，实际上我们学方是学法。方以载法，法是无形的，方是有形的。中医通过有形的方传承了无形的法，一定要找着立方的法才能去破解所立的方。

　　当然，读原书可能没有刚才说得这么轻松，没关系的，一个人要变得有高度，一定要读点有难度的东西，不然始终上不了台阶。

　　银翘散是吴鞠通《温病条辨》里的一张方剂，他说："太阴风温、温热、温疫、冬温，初起恶风寒者，桂枝汤主之。但热不恶寒

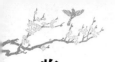

而渴者，辛凉平剂银翘散主之。温毒、暑温、湿温、温疟，不在此例。"

"太阴风温"，什么意思？好像读了也没啥感觉。经典的东西需要反复琢磨，不然没多少感觉的。比如《伤寒论》原文，很乱，读上三遍不知道读啥。《温病条辨》要好读的多，并且吴鞠通在条文下自己就有解释，《温病条辨》整个读下来特别精彩。后世骂吴鞠通的特多，但是你认真读了《温病条辨》就会发现他是一个大医。吴鞠通在写《温病条辨》的时候不到 40 岁，正因为他年轻，好多人就骂他啥也不懂就写书编书。编书的人多了，像这样不经意编出个经典也不容易。

"太阴"，在《伤寒论》里指的是太阴病，是阴证、里证，而在吴鞠通笔下，指的是肺，和伤寒的"太阴"无关。

先说什么是温病。

叶天士在《温热论》中说："温邪上受，首先犯肺，逆传心包。肺主气属卫，心主血属营。辨营卫气血虽与伤寒同，若论治法，则与伤寒大异。盖伤寒之邪留恋在表，然后化热入里，温邪则化热最速。未传心包，邪尚在肺，肺合皮毛而主气，故云在表。"

温病和伤寒不一样，温病受的是温邪，伤寒受的是寒邪。伤寒是伤于寒邪，尽管后世很多注家认为不是，但是张仲景笔下是以寒邪为重点关注对象的。无论表证、里证，从麻黄、桂枝到附子、干姜，都是祛寒的。柴胡、黄芩、石膏、知母清热，这种热邪张仲景认为是寒郁化热的，不是一开始就是热邪。温病和伤寒不同的是发病一开始就是热邪，叶天士说温邪。寒邪从皮毛入，而温邪从口鼻入，也就是"温邪上受"。

通常"感冒"会有两种感觉：一种先是身上冷，全身难受，自己感觉可能感冒了，这多是伤寒；一开始觉得先嗓子干，然后嗓子疼，然后鼻子难受，好像全身症状是后起的，这多是温病。这是临床上初步判断伤寒、温病最简便的方法，即看患者刚起病，是以皮

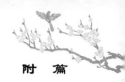

毛还是口鼻的症状为先。这就是经典，每一句话都值得琢磨。

"首先犯肺"。伤寒先犯皮毛，表证为主，如恶寒、发热、头身疼痛。温病先犯肺系，除了常见的鼻子、咽喉的症状，可能先见咳嗽。咳嗽一症，在温病里较伤寒里多见且早见。

"逆传心包"。那正传传到哪了？叶天士是按卫、气、营、血传的，吴鞠通是按上焦、中焦、下焦传的。逆传到心包，神志出现问题了。温病里变证会来得特别快，而在伤寒里出现神昏谵语需要邪入阳明，往往需要过程。

"肺主气属卫"。体表都属肺系，这也是为什么起病犯肺但是都会出现表证，因为是"属卫"的。心是"主血属营"的。这些理论对与错，从哪来的，我们没必要深究，临床医生读经典的目的就是为临床服务。我们知道温邪上受可以犯肺、可以传心，犯肺是在卫气分，传心是在营血分，这就是叶天士卫气营血四个字的来源。

"辨营卫气血虽与伤寒同，若论治法，则与伤寒大异。"这句话说辨营卫气血并没有和伤寒不一样。明明营卫气血和伤寒六经不一样啊，伤寒是从太阳到厥阴，是六经，你说的是营卫气血，是四不是六啊。但他说这和伤寒是一样。为啥一样？伤寒六经传是由表到里的，卫气营血传也是由表到里的，只是用的字眼不一样，思维结构完全一样，都是把人分为几层，只是受的邪不一样、入口不一样，这就是为什么我们始终坚信伤寒和温病都属于外感学派，温病是伤寒的发展，是羽翼伤寒的，并没有叛逆伤寒。不同的在治法，不但是异而且是大异。不要拿伤寒的理法方药去治温病，经常会治错。历代有很多大家拿伤寒方药去治温病，典型的如近代盐山张锡纯，谁能说张锡纯的疗效差？但我们可以这样认识，温病本来就属于伤寒，拿伤寒的理法方药去治温病没错，叶天士都说是同的，但是医学总是要发展的，好不容易叶、吴把伤寒学说大大地往前发展了一步，我们是需要传承的。叶天士的伤寒造诣很深，看《临证指南医案》，看他用方的境界，很多伤寒学派的大家看了都会知羞的。

一定要善于学习，拿过来用。银翘散证、桑菊饮证，你不用银翘散、桑菊饮，你就要用麻黄汤加石膏，或用葛根汤，或麻黄汤合白虎汤，或麻杏石甘汤等加减，也能治好病，但总有一种杀鸡用牛刀的感觉。张仲景造出一把牛刀，叶天士发展出一把鸡刀，牛刀、鸡刀，各有各的用途。我们把伤寒和温病搁到这个境界上评判就好学了。叶天士从伤寒走出温病来，谦虚地说和伤寒是同的没有异，而很多后人抄袭前人，仍敢大言不惭说独创，人是有圣凡之殊的。

"盖伤寒之邪留恋在表，然后化热入里，温邪则化热最速。"叶天士并没有绝对地说温病和伤寒所受邪就完全不一样，只是从发病后的表现来论述二者的不同。

"未传心包，邪尚在肺，肺合皮毛而主气，故云在表。"这句话很有意思。伤寒开始是表证，温病开始是肺证。皮毛属肺，肺受邪宣发肃降欠常，肺布津、布气、布液欠常，于是导致卫表的气、津液循行布化出现障碍，出现表证。伤寒也可以出现咳喘，麻黄汤证的咳喘是由于表气的郁闭影响了肺气的升降，治疗首要的是恢复表气的出入，而温病是由于肺气的升降障碍影响了表气的出入，治疗重点是恢复肺气的宣降。临床上，开表药和宣肺药是不一样的。这仅是肺表，也会出现中气的升降欠常，也有肺与大肠的升降欠常。

《温病条辨》第1条："凡病温者，始于上焦，在手太阴。"这个理论直接承接叶天士的理论。手太阴以肺为核心，是"温邪上受，首先犯肺"的翻版。后人有不同意见，温病有不始于上焦的，但叶、吴所构建的温病理论体系中温病都是始于上焦的。吴又可《温疫论》构建的温病体系，杨栗山《伤寒温疫条辨》构建的温病体系和叶、吴的都不一样。在温病学中也有好几个流派，我们现在说的是叶、吴的流派。

接下来，《温病条辨》又写道："太阴之为病，脉不缓不紧而动数，或两寸独大，尺肤热，头痛，微恶风寒，身热，自汗，口渴，或不渴而咳，午后热甚者，名曰温病。"

"太阴之为病",照搬伤寒的写法。"脉不缓不紧而动数,或两寸独大。"这是温病的脉象。温病刚起病是表证,吴鞠通没告诉你是浮脉,那银翘散证的脉象应该不浮,那方书中说银翘散证的脉象是浮脉,是从哪来的?猜出来的。如果有浮脉吴鞠通不就告诉你了?这就是读原文的好处,好多书上都说银翘散证的脉象是浮数的,不一定。

说到浮脉,大家在临床上摸到的浮脉多不多?我们通常说的感冒的病症摸到的浮脉占多大比例?我们没摸到浮脉会不会把它断为表证?

实际上,现在门诊上见到感冒的病人见浮脉的不是很多,特别是伤寒中典型的浮紧脉、温病中的浮数脉真不多。银翘散证,刚起病的时候脉数了,好像不沉,我们有意无意地把这种脉象定为浮数脉,很多时候不是拿脉定证,而是拿证定脉。从理论上讲这样似乎是不对的,但临床上很多人就这样做的。

浮数脉可以用银翘散,不是浮数脉也可用银翘散,这一点明确就行,但数脉一定要有的,没数脉不能说是热证。再一个动数就是不安静,说明有邪,邪去则汗出脉静身凉,脉不静说明邪仍然在。两寸独大,寸脉主上焦。因此我们说表证见浮脉是最基础的,但对一个临床医生来说远远不够。

脉不缓是没有桂枝汤证,不紧是没有麻黄汤证。也可以说不缓是没有湿邪,不紧是没有寒邪。银翘散方最忌讳湿邪。现在很多感冒病人舌苔是腻的,老实说临床上典型的银翘散证出现的不多。

"尺肤热",医生很少专门去摸尺肤,但搭脉时这个地方的热和凉就已经感觉到了,温病一起病就尺肤热,伤寒只有寒化热后才会热,刚开始还是冷的。

"头痛",伤寒、温病都有,有差别。温病是胀得疼,感觉邪从里往外蒸;伤寒是箍得疼,寒邪从外面裹住了。敏感的病人能描述出来。

"微恶风寒"，伤寒起病有典型的恶风寒，桂枝汤恶风、麻黄汤恶寒，其实两者是相兼的。温病用一"微"字。

"身热"，也许自觉燥热，也许体温还没开始升高，但自觉身热。

"自汗"，伤寒中麻黄汤证无汗，桂枝汤证自汗，同时会伴有伤寒的一系列表现，与温病脉象、舌象不一样，其他症状也不一样。温病身热、自汗，因热邪主开主散。

"口渴"，麻黄汤证和桂枝汤证无口渴，除非大青龙汤证，或麻黄汤加石膏证。口渴在叶、吴可以银翘散解决，张仲景用生石膏。

或者"不渴而咳"，口渴和咳嗽是温病典型的症状，可以有先后出现的次第，尽管这半天不咳，也许再过半天就咳了。

"午后热"，往往想到阳明病，温病的发热往往也是午后热，于是我们马上就明白了很多小孩发烧，过了中午容易烧。并且发烧的孩子过了中午不烧了，说明孩子的感冒好了。"午后热"，如果没有阳明腑实证，就应该是温病。

接下来："温病者，有风温，有温热，有温疫，有温毒，有暑温、湿温，有秋燥，有冬温，有温疟。"

叶、吴对温病的分类是按季节气候分的，是在论述新感温病。

叶、吴最大的贡献是构建了外感温病学的理论框架。我们学习叶、吴所构建的温病学，用外感温病的理念学习就不会错，并且我们会发现这种理论框架是非常完整的。如果用伏气温病的理念看待，就会发现残缺的很多。

我们要明白银翘散是为治疗外感温病而设的，不是为治疗伏气温病、瘟疫而设的。

"太阴风温、温热、瘟疫、冬温"，都在太阴，都在上焦，与中焦、下焦无关。临床上碰到中焦、下焦的病变，不可以选用银翘散，或不一定单用银翘散。

"温毒、暑温、湿温、温疟，不在此例。"这几个病即使在太

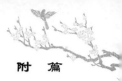

阴,也不可以用银翘散、桂枝汤治疗,为啥?

学一张方剂,开始学什么时候要用,当学到一定程度时一定要知道什么时候不能用,知道什么时候不能用比什么时候能用更重要,类似于掌握西药的禁忌证比适应证更重要。明白禁忌证就吃不坏药,最怕只知道适应证不知道禁忌证。临床上不怕遇到笨蛋大夫,就怕遇到胆大大夫。

《温病条辨》中说:"温毒者,诸温夹毒,秽浊太甚也。暑温者,正夏之时,暑病之偏于热者也。湿温者,长夏初秋,湿中生热,即暑病之偏于湿者也……温疟者,阴气先伤,又因于暑,阳气独发也。"这四个病有个共同的特点,就是有湿浊。银翘散在有湿浊的时候不能用。虽然,叶天士有"夹湿加芦根、滑石之流"之说,但对湿邪比较明显的病症是不可以用银翘散的。如何知道有湿邪?对临床有辨证作用的主要是舌苔腻。

吴鞠通提到桂枝汤,后世骂的可不少。实际上吴鞠通说了,治温病的第一张方剂是银翘散而不是桂枝汤,后面提到"本论方法之始,实始于银翘散。"提到桂枝汤是想让从伤寒到温病有个过渡,让大家容易接受,不得已的办法。也有鉴别的意思。

桂枝汤和银翘散两方证有相近的地方,都有微恶风寒、自汗、发热,但脉不一样,理论上不一样。但当桂枝汤证发热的时候脉会数的,一旦数起来,两者不好区分,普通的医生不好分。这两个方证舌苔都不腻,银翘散证刚起病舌苔也可以白而不黄。《伤寒论》中第6条说"太阳病,发热而渴,不恶寒者,为温病。"伤寒恶风寒,温病不恶风寒,但银翘散证也可以微恶风寒,这一点不是两方证的根本区别。两方证的根本区别在"渴",桂枝汤证不可以渴,银翘散证不可以不渴,一寒一温,用错了会坏事。清末医家何廉臣说:"风温误投桂枝汤,在上者轻则欠音、重则咳血,在下者轻则泄泻、重则痉厥,此由鞠通之作俑也,为其所欺所误人者,数见不鲜。"实际上,吴鞠通这儿提到桂枝汤,应该有个想法就是要把这

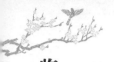

两个方证分清,就把伤寒、温病分清,分不清就不要读我后面的条文了。

银翘散,组成大家都知道,重新看一下吴鞠通笔下的银翘散的组成。《温病条辨》:"连翘一两,银花一两",等量,连翘在前面,而现在很多医生习惯银花的量比连翘的大,不知道这习惯从哪开始的,不知道有没有高下之分。"苦桔梗六钱,薄荷六钱,竹叶四钱,生甘草五钱",生甘草量不算太低,仅仅比薄荷、桔梗低一点,但比竹叶高一点,生甘草是银花、连翘的半量。"芥穗四钱",比甘草量小。"淡豆豉五钱,牛蒡子六钱"。

从原方剂量看起来,银花、连翘最大,桔梗、薄荷、牛蒡子第二,甘草、淡豆豉各五钱,芥穗、竹叶四钱,缺芦根。"上杵为散,每服六钱,鲜苇根汤煎。"煮散,芦根用量比较大,并且鲜芦根生津的作用比干芦根大。

"香气大出,即取服,勿过煮。"只要药气往鼻子里冒,闻到药气了,并且药气浓了,药就煎好了。估计药锅开了一两分钟香气就出来了,就浓了。勿过煮的原因是"肺药取轻清,过煮则味厚而入中焦矣。"

吴鞠通在这里说的是否十全十美,这需要讨论。但我们读书,读到这里是要有感觉的。

芦根剂量大,在方中起很大的作用,单用鲜芦根汤都是有效的,治肺痈的千金苇茎汤就是以大剂芦根为主药的。

现在我们多用饮片煎。这个药泡不泡?泡药的过程有点接近煮散,泡把药里外都浸透了,煮散是切碎了不用泡,都有助于有效成分快速煎出。这个药煎得时间不应该长,究竟应该煎多长时间?几分钟?至多不应该超过十分钟,时间长会降低药效的。现在很多医生用银翘散量小退不了烧,有时和煎药时间过长有关系。小量不行用大量,量大了舌苔很快就腻了,都走中焦了。那我们怎么让他舌苔不腻起来?有人加焦三仙。没有食积为啥加消食导滞的药?讲不

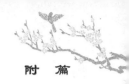

通的。吴鞠通最讨厌这类医生,温病刚起病在肺,非要把消食药加上引入中焦。得病的孩子越来越多有没有可能和我们的用药有关?

"病重者,约二时一服,日三服,夜一服。"也就是病重的一天喝四次,24钱药,80克。"轻者三时一服,日二服,夜一服。病不解者,作再服。"也就是说,银翘散证一天可以治好,个别病人好不了仍是银翘散证,再喝一天也就好了。我们有没有这个疗效?

上面告诉我们用银翘散时,剂量能小不大,煎药时间能短不长,服药间隔时间一定要短,隔三、四个小时应该喝第二次,因热病传变快,间隔时间长了怕传变。

"盖肺位最高,药过重则过病所,少用又有病重药轻之犯,故从普济消毒饮时时轻扬法。"这里提到一个用药法则,"时时轻扬法"。"轻扬"是指药剂小、煎药时间短等等,"时时"是指服药间隔时间短,不时地喝药。每次喝得少但多喝几次,这是从普济消毒饮的用法中学来的。普济消毒饮是李东垣的方剂,《东垣试效方》中载有:"每服秤五钱,水二盏,煎至一盏,去渣,稍热,时时服之。"或者"共为细末,半用汤调,时时服之;半蜜为丸,噙化之。"银翘散的服用方法是从这学的。我们要领会这个精神。"今人亦问有用辛凉法者,多不见效,盖病大药轻之故。"这是说喝药频、间隔时间短的重要性。

很多时候治疗外感发热需要一天两剂药,我经常这样做,隔三、四个小时喝一次。当代何绍奇,在《读书析疑与临证得欠》中评说到:"这实在是吴氏'治上焦如羽,非轻不举'一语的最好体现,足见他心思之灵巧过人。"

治疗急性扁桃体炎,银花、连翘量小行不行?化脓了不输液能行吗?如果你认为银花、连翘量小恐怕压不住炎症,你是把它当消炎药了,消炎药必须用到一定的量才能有效果。这是用西医的思维开中药,这样做疗效很差。我们用中药一定要用中医理论。

银翘散方后有一系列加减:"胸膈闷者,加藿香三钱、郁金三

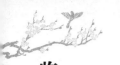

钱，护膻中。渴甚者，加花粉。项肿咽痛者，加马勃、玄参。衄者，去芥穗、豆豉，加白茅根三钱、侧柏炭三钱、栀子炭三钱。咳者，加杏仁利肺气。二、三日病犹在肺，热渐入里，加细生地、麦冬保津液。再不解，或小便短者，加知母、黄芩、栀子之苦寒，与麦、地之甘寒，合化阴气，而治热淫所胜。"在吴鞠通的思维里，银翘散用途很广，立足太阴温病，出现任何病症都可以加减去治，主要治卫和气，还可治营和血，"透营转气"也是用的这些药。这样去思考，我们就把银翘散真的掌握了。临床上，单纯银翘散证见得较少，但可用银翘散方加减的机会很多，前提是掌握银翘散方。

后世部分医家说银翘散方用药柔而不峻，疗效不好，原因就是他们把瘟疫和伏气温病等同于外感温病。叶天士、吴鞠通所创温病理论主要适用于外感温病，也就是说银翘散用于外感温病的疗效是确切的，但不是所有的温病都可以用银翘散。

对于外感温病初起，吴鞠通在《温病条辨》中明确指出："温病忌汗，汗之不惟不解，反生他患。"这里的汗法指的是《伤寒论》中的麻黄辈、桂枝辈，或者后世医家用的羌活、独活、葛根、升麻等，九味羌活汤、柴葛解肌汤等都属于汗法。银翘散不是汗法。但部分病人服银翘散后确实可以发汗，或者把银翘散适当加减也能起到汗法的作用，那是外邪从汗而解，但并不说明银翘散有发汗的作用。后世医家说温病忌汗但最喜汗解，就是这个意思。吴鞠通在制银翘散时，因不体现汗法，方中银花、连翘、芦根的量较大，而荆芥、淡豆豉的量相对较小。

我们看看吴鞠通原书的方解。

"本方谨遵《内经》'风淫于内，治以辛凉，佐以苦甘；热淫于内，治以咸寒，佐以甘苦'之训。"方解引用《内经》里的话，治疗风、寒、暑、湿、燥、火，按照药物性味来确定组方，也就是说拿四气五味来确定治法和组方。这部分内容成无己解伤寒方也用过，把它发挥到顶峰的是金元时期的张元素，包括后来的弟子李东

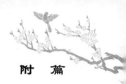

垣。但我苦恼的是，读到这部分内容，至今不明白古人在想啥，真看不懂。是不是治风淫都用苦甘？因为他们在选择药物组方的时候随意性很大，很难找到可供重复的规律。大家以后可以留意一下。

"又宗喻嘉言芳香逐秽之说，用东垣清心凉膈散，辛凉苦甘。"上节提到银翘散有秽浊的时候不能用。银翘散比较清淡，也有一定的香气，但比起藿香、佩兰、苍术这类药物逐秽的力量小多了，只是参考了这个治法。组方直接来源于东垣清心凉膈散。《局方》之后，刘河间及其他金元医家对凉膈散很是推崇，出现了一系列的凉膈散加减方。当时易水学派内部有个常用的凉膈散方，在王好古的书里叫"加减凉膈散"，他说这是张元素的方子，由凉膈散去了大黄、芒硝加桔梗而成，特别能体现易水学派的用药原则。也许吴鞠通所说的清心凉膈散就是王好古说的加减凉膈散。在此基础上吴鞠通又做了加减。

"病初起，且去入里之黄芩，勿犯中焦；加银花辛凉，芥穗芳香，散热解毒；牛蒡子辛平润肺，解热散结，除风利咽。皆手太阴药也。"银翘散治上焦，吴鞠通在加减凉膈散的基础上加了辛散走外的药，把苦寒走中焦的药去了。也许有人说黄芩走上焦，怎么说走中焦了？在吴鞠通的思维里，所有的苦寒药都犯中焦，温病上焦病例拒绝使用苦寒药。大家可以看到，从刘河间特推崇的凉膈散到温病学派手里的银翘散，是这样演变过来的，去黄芩、栀子、大黄、芒硝，加辛凉解表走上的，并且吴鞠通说这些都是走太阴肺的。对一个温病刚起病热邪在上焦，吴鞠通之前的医家也许只会用凉膈散，到叶、吴演变出银翘散。

当医学发展到现在，作为后学的我们应该是凉膈散和银翘散都掌握了，该用什么用什么。如果我们现在囿于学派所限，只用一个，拒绝使用另一个方子，这就叫偏执。搞学术、做学问可以偏执，但临床医生不可以，这是医生和学者不一样的地方。医生可以专于某家、长于某派，但所有的"家"、所有的"派"都要学，不

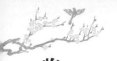

然会有很多病人坏在你的手下。

古代的医家,出版业、交通都不发达,好的医生往往是"一方名医",多是方圆多少里之内的百姓知道这个医生,要留在中医学史上很难。倒回来想,凡是能留在中医学史上的大家没有一个是不中用的。因此,对于后学者的我们,没有任何资格去诋毁任何一个在中医学史上留下名字的医家。他们之所以能留名肯定有过人之处,我们要虚心学习,学长避短,中医学界应该形成这种风气。

接下来:"可见病温者,精气先虚。"这个精气可能指的是津液。阳气偏虚的人易得寒证,阴津偏虚的人易得热证,得温病的人特别是外感温病往往是先有津液不足。具体到临床上可以见到有人天凉的时候易感冒,有人天热的时候易感冒。说到这大家明白银翘散适合的人群往往是阳气相对不虚的人,如果典型的阳虚体质的人一般不会得银翘散证。中医特看重体质。同一种致病因素发生在不同体质的人身上出现的证不同,这就是中医说的"从化"。

"此方之妙,预护其虚,纯然清肃上焦,不犯中下,无开门揖盗之弊,有轻以去实之能。"大家发现,有部分人用上银翘散觉得胃里不舒服,这是犯中下了,至少犯中了。"轻以去实",用药轻,但能去邪实。丁甘仁曾说:"轻可去实,为好用重剂者所不信。"说的特平淡,需要临床体会。程门雪曾说过:"近有自命张仲景嫡派,不问病情,桂附重剂每方必用,我实在不知道他的莫测高深。"对于后学的我们来说,轻剂、重剂都要学。

"用之得法,自然奏效。此叶氏立法,所以迥出诸家也。"这里提到叶氏立法,方来源于易水学派,法直接来源于叶天士,往上可追溯到《内经》。叶天士《温热论》:"初用辛凉轻剂,夹风加薄荷、牛蒡之属,夹湿加芦根、滑石之流,或透风于热外,或渗湿于热下,不与热相搏,势必孤矣。"温病应该用凉,初起应该用辛。体会这段话有助于理解银翘散组方。

后世医家对银翘散的解读。张秉成《成方便读》:"治风温、温

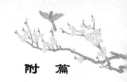

热,一切四时温邪,病从外来,初起身热而渴,不恶寒,邪全在表者……此淮阴吴氏特开客气温邪之一端,实前人所未发耳。"这段对银翘散的认识是比较中肯的。

在银翘散中通常认为主药是银花、连翘,但有部分人不同意。秦伯未《谦斋医学讲稿》中说:"银翘散的主病是风温,风温是一个外感病,外邪初期都应解表……它的组成就应该以豆豉、荆芥、薄荷的疏风解表为君;因系温邪,用银、翘、竹叶为臣;又因邪在于肺,再用牛蒡、桔梗开宣上焦;最后加生甘草清热解毒,以鲜芦根清热止渴煎汤。"这里涉及对"解表"这一概念的界定。这样理解很顺当,没毛病,解的容易解,学的也容易学。但这是秦伯未的银翘散,不是吴鞠通的银翘散。

学习方剂,我们要尽可能知道作者的原意,这样有助于我们对这张方剂的理解和使用。

毫无疑问,银翘散方中,吴鞠通是以银花、连翘为主的。秦伯未的方解在一定程度上是可以接受的,当这个病表证明显,或吴鞠通说温病刚起病有恶寒该用桂枝汤的时候,用桂枝汤不合适,可以用秦伯未这个方法,以荆芥、淡豆豉、薄荷为君,以银花、连翘为臣,这是管用的,但这已经是另一张方剂了,这是秦氏银翘散。很多医生在感冒刚开始的时候用药都偏凉,本来该解表的就不解表,就用银翘散把邪留住了,如果表证不明显以热为主可以用吴鞠通的银翘散,表证明显可以用秦伯未的银翘散。

温病的表证,有没有表邪?有人思考,有人争论。有学者认为,温病表证是由于"温邪上受,首先犯肺"所致肺气不能布散津气、不能"熏肤、充身、泽毛"引起的,没有表邪。清代医家杨栗山在《伤寒温疫条辨》中说:"在温病,邪热内攻,凡见表证,皆里热郁结,浮越于外也,虽有表证,实无表邪。"虽然这两种说法立论基础不同,但都认为温病有表证无表邪。对应到治疗就是不可以解表,或不可以以解表为主,吴鞠通说不可用汗法。有没有表邪直

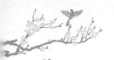

接关系到我们的用药,大家可以回去思考。

理论上讲,外感温病初起,出现银翘散证的机会很多,但临床上很多时候不典型,很多病人刚开始起病有典型的恶寒。例如表现出恶寒、发热、头身疼痛、口干、咽痛。外感风寒表证不应该有明显的口干、咽痛,外感温病初起不应该无汗、恶寒、身痛,很多刚上临床的医生糊涂了,学的哪个证都不符合。实际上,临床上很多情况是寒热并存的,开始临床面对外感病要努力分清伤寒、温病,这是从理论角度讲的,寒温并见时可以寒温同治。临床上,银翘散可以和麻黄汤合方,和小柴胡汤合方,与九味羌活汤也可以合方。何绍奇在《读书析疑与临证得欠》中说:"笔者治外感初起,证见恶寒、身痛、高热不退、口渴、咽痛、无汗或汗出不畅者,尝取败毒散之荆芥、防风,竹叶石膏汤之竹叶、石膏,小柴胡汤之柴胡、黄芩,银翘散之金银花、连翘,差不多一两剂即可退热,屡经运用,故敢为读者告。自谓此方虽杂凑而成,但亦得金元之余绪,名之为'辛凉解表方'。"这是临床医生说的,和教科书上有不一样。他说这叫"辛凉解表方",我们现在学的辛凉解表法多是以辛凉解表药如桑叶、菊花、薄荷、牛蒡子、蝉衣等为主组方。还有一种辛凉解表法,是以辛温药加寒凉药为主组方,这是刘河间创的,例如麻黄、荆芥、防风与石膏、滑石、大黄等配伍。实际上,九味羌活汤把凉药剂量加大点就是典型的辛凉解表方,大家在临床上肯定都用,只是没意识到理论来自哪里。中医临床,一定要在理的境界上往高站,理不通记住再多的方药都没有用。

有学者认为刘河间是北方人,叶天士、吴鞠通是南方人。刘河间所创的辛凉解表法适合于北方用,叶天士、吴鞠通所用的辛凉解表法适合于南方用,这样说好像有点道理,但我们不可以拘泥这种说法,北方人也常用银翘散。叶天士、吴鞠通所用的辛凉解表法适用于外感温病,刘河间所创的辛凉解表法适用于"寒包火",带有伏气温病性质的。

桑菊饮证主症咳嗽，侧重于肺气宣降失常引起的咳嗽。银翘散证主症没有咳嗽，更倾向于治疗咽痛和表证。《温病条辨》："太阴风温，但咳，身不甚热，微渴者，辛凉轻剂桑菊饮主之。"为什么要另立？"恐病轻药重，故另立轻剂方。"桑菊饮适用于温病刚起病，口有点渴，嗓子有点干，有点呛咳，痰不多，咳不重，全身不得劲。这时用药笨重很难好。若用上辛凉平剂银翘散，身上轻快了，咳嗽加重了。一个病人由发热转为咳嗽，病是加重的，不是减轻的，说不定还让胃不舒服。如果用伤寒方，有可能会虚汗、少气无力，或加重口干、咽痛症状。《温病条辨》中说："风温咳嗽，虽系小病，常见误用辛温重剂，销铄肺液，致久嗽成劳者，不一而足。圣人不忽于细，必谨于微。医者于此等处，尤当加意也。"

桑菊饮另一个用途是"燥咳"轻时，嗓子干，干咳，身上不得劲，《温病条辨》中说："感燥而咳者，桑菊饮主之。"桑菊饮较柔润，临床上在春季和秋季用得多。

《温病条辨》："太阴温病，脉浮洪，舌黄，渴甚，大汗，面赤，恶热者，辛凉重剂白虎汤主之。"银翘散证中没说脉浮，在白虎汤证中提到脉浮，这一点我们要在临床中体会、在理论上理解。因为热盛，舌苔应该薄黄不应该腻，不然就不是白虎汤证了。渴甚、大汗、面红、恶热，伤寒、温病都能见到，这时要有意去分别伤寒和温病。"白虎本为达热出表，若其人脉浮弦而细者，不可与也；脉沉者，不可与也；不渴者，不可与也；汗不出者，不可与也。常须识此，勿令误也。"这是后世所说的白虎汤"四禁"。后世很多医家都不同意。吴鞠通这样说，是基于白虎汤治疗外感温病。外感温病邪从外来，邪热盛需要用白虎汤清，正邪交争在表，脉一定浮洪，才可用辛凉重剂；脉浮弦而细不是虚就是寒；外感温病刚起病绝对没有脉沉这一说；口不渴，不是外感温病；无汗则表闭，石膏的辛开不了这个表，无汗连辛凉平剂都不能用。基于外感温病理解白虎汤"四禁"，吴鞠通说的是百分百正确的。自然，"四禁"不适用于

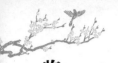

白虎汤治疗伤寒、瘟疫、伏气温病。很多错误的批评是基于对被批评者的错误理解，有如王孟英评说李东垣的清暑益气汤"有清暑之名而无清暑之实"，其实他没有明白李东垣的清暑益气汤。

吴鞠通在《温病条辨》中广用银翘散，但银翘散只出现在上焦篇，中下焦篇没有。也就是说，上焦的病症，在卫、气、营、血都可以用到银翘散，如果病至中、下焦就不能用了。立足于外感温病、立足于病在上焦理解银翘散、使用银翘散，我们就真正掌握银翘散了。

至于杨栗山推崇的升降散是从伏气温病立论的，吴又可创制的达原饮是从温疫立论的，王孟英推崇的甘露消毒丹是从湿温立论的，这些都需要我们在学习中理解、使用中领悟。

（徐春丽、吕小琴整理）

对咳嗽的认识和治疗

咳嗽的病因。

临床上,咳嗽属于多发病症。引起咳嗽的病因很多,临床医生经常会面对诊断难、治疗难的患者,尤其是慢性咳嗽患者。我们能见到很多咳嗽病人,吃了很多药,做了很多检查,最后还是没有结果,没有疗效,甚至加重。

从中医角度来讲,引起咳嗽的病因不外乎外感、内伤。外感,六淫、疫、疠之邪都能致咳;内伤,五脏六腑皆令人咳。当然肺失宣降是直接原因,但其背后有可能是五脏六腑功能的失调。

咳嗽的辨证。

咳嗽的辨证无非是辨表里、寒热、虚实。《诊断学》书中条分缕析详细得很,我只简单说说临床上需要注意的几点。

辨表里,有一部分很好辨,患者有明显的恶寒、发热、脉浮、苔不多等,即为表证,否则多为里证。但很多时候表证、里证都有,这不好辨,特别是要辨出有几分表证几分里证,更难。有时没有任何表证的表现,但单治里证,效果不好,而治疗时转向治表,或加几味表药,疗效反而上去了,这是通过疗效来辅助辨证。还有就是通过时间及病程的长短来判定也是很重要的。如刚起病,我们在辨为里证时免不了加几味表药,临床上发现这样做也挺好,加比不加强。

辨寒热,对于急性咳嗽来说最好辨,口干、舌燥、咽干、咯痰黄稠、大便干、小便赤、舌质红等等,很容易就辨出热了。如果见到的症状与这些相反,就辨出寒了。难在辨寒热都有,临床上辨证不清时,往往是寒热并见的情况,因此用药时也需要寒热并用。对于慢性咳嗽来说，辨寒热没那么简单，一般说痰白属寒，痰黄属热，这适用于急性咳嗽，对慢性咳嗽基本不管用。很多寒性咳嗽的病人偏偏吐得是黄痰。对于慢性咳嗽，痰的稀和稠比黄和白对辨寒热更为重要，一般来说，痰稀多寒，痰稠多热。思考慢性咳嗽患者，为什么病变处会形成一个长期病灶，肯定与他自身的正气虚馁有关系，这种虚馁多是阳气不足，或全身的、或局部的。而局部邪气长时间滞留，又很容易、甚至是必然化热，这时前面是虚寒，后面是实热，对治疗的要求相对就较高了。

辨虚实，急性咳嗽不存在这个问题，慢性咳嗽往往虚实并见。尽管教科书上有很多关于辨虚实的方法，但要直接移植到临床上，是需要较长时间的临床来体悟的。临床需要我们辨虚有多少，实有多少，这直接影响到用药。还有，就是对虚证的定位，肺、脾、肾、阴、阳，究竟虚在哪里。对邪实的辨别，寒、热、痰、湿、饮、瘀，究竟是哪一种或哪几种，分别占多大比例。书中说见到舌质暗、有瘀斑、脉涩为有瘀，但临床上一定要等到有这些典型表现才去辨出瘀，我们会发现我们能辨出的很少。何况有很多人舌质原本就是暗的，难道舌质暗就应该考虑瘀？有人说久病入络，时间长了就有瘀，但也不一定。时间长了，我们使用活血化瘀药并不见得疗效有多好。有人在辨证论治基础上加些活血药，但这种做法究竟对不对，利多还是弊多，需要进一步探讨。辨痰，痰的种类特别多，有寒痰、热痰、湿痰、燥痰、风痰等，辨证不确切，治疗效果就会受到影响。湿邪本来是很好辨的，苔腻加上中焦脾虚的症状就能辨出来了，但很多临床医生不相信、不重视湿邪能引起咳嗽，不去注意湿邪，常把湿邪当做痰邪来治疗，效果不好。我治湿热咳嗽，常用甘露消毒丹方而不加任何止咳药，效果很好。饮邪，"饮病脉自弦"，这是很重要和很实用的。还有，就是舌苔水滑，千万不要把属饮邪的苔少水滑误辨为阴虚。《金匮要略》治疗咳嗽主要是从痰饮考虑的，实际上张仲景偏重于治饮。后世医家在张仲景

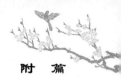

的基础上,发展和完善了对痰、湿、瘀的辨治,这应该是医学的发展,但后人见流忘源,反而把原本的饮邪给忽略了,这不应该。

咳嗽的治疗。

治咳不止于肺,而又不离于肺。这是陈修园说的。没有肺气宣降失常,病人是不会咳嗽的。因此,治疗上恢复肺气宣降是很重要的。临床上,我惯用三拗汤来恢复肺气宣降。相对来说,不止于肺是强调治本,不离于肺是强调治标。

见咳休止咳。面对咳嗽,不要老想着止咳,没用。咳嗽是机体祛邪的一种表现,不能随便止咳。只有在病程很长,咳嗽变成耗损肺气的一种存在时,才去考虑止咳,但这种情况在我们的临床上不是很多见。一般说来,我们把引起咳嗽的原因治了,咳嗽自然就止了。由风寒引起的,祛了风寒就不咳了;由风热引起的,祛了风热就不咳了。这种理念大家都能接受,但到临床上总舍不得不去止咳。西药有镇咳药,有一部分病人用镇咳药很管用,但咳镇住后病人感觉很难受,况且有的咳嗽根本就镇不住。用中药直接止咳,疗效不会超越西药镇咳药。

治上焦如羽,非轻不举。这是吴鞠通说的。记住这句话,对治疗咳嗽是很有用的。临床上,肺为娇脏,用药时剂量能小不要大,用药能清淡不要重浊,煎药时间能短不要长,药的偏性能小不要大。我们一定要相信有时小方小剂疗效很好,而大方大剂疗效很不好。有人要问,小方小剂有多小? 1克,3克,一剂药不过十几克、二十几克,能解决问题。

保肺清金。这个词在明清时期的书里见得很多,基本用药模式是养阴药加上苦寒药或甘寒药。陈修园不喜欢这四个字,他说,保肺清金,流俗之谈。对于咳嗽来说,由寒邪引起的较多见,而你一见到咳嗽就保肺清金,不敢用热药,往往坏事。我们常用的保肺清金的药有黄芩、麦冬、桑叶、菊花、桔梗、浙贝母、瓜蒌等等。在陈修园看来,大部分人不需要这样来用药,需要治寒。如果是表

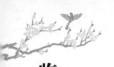

寒，用麻黄、桂枝、细辛等；如果是里寒，用干姜、附子、半夏等。而我们反省自己的临床，在治疗咳嗽时，干姜、麻黄这类药用的还真不多。这也许说明，我们的临床出现问题了。记住，麻黄、干姜是治疗咳嗽很重要的两味药。咳嗽分外感、内伤。外感以风寒、风热、燥邪为主，尤以风寒为多见。临床上，医生经常会把风寒当作风热，忽略寒邪，寒邪滞留，导致的后果就是咳嗽由急性变为慢性。

止嗽散。《医学心悟》中的方剂，治疗风寒轻浅的咳嗽，此方"温润和平，不寒不热，既无攻击过当之虞，大有启门驱贼之势"。很多医生治咳嗽就喜欢用这张方子。实际上这张方子用于外感风寒不甚而引起的咳嗽。适用于咳嗽的末期而不是咳嗽的开始。如果要用于咳嗽的开始需要加减。使用这张方时，我感觉注意紫菀、百部这两味药，不要早用、多用。处方时，剂量不要大，3g，6g，9g足可以了，管用就治好了，不管用的话，12g也没用。

麻黄汤。如果说止嗽散治疗咳嗽的末期，那么开始用什么方呢？其实有一张特别好的方剂，这就是《伤寒论》中的麻黄汤。很多医家对麻黄汤治咳嗽特推崇，但也有人不敢用。注解《伤寒论》的人说麻黄力量大，桂枝助麻黄发汗容易伤正。既然这样，那我们去了桂枝，不就成三拗汤了（当然严格意义上讲，三拗汤并不是麻黄汤去桂枝）。遇到风寒咳嗽，我们就可以拿它去治。风寒明显加桂枝，不敢加桂枝，荆芥、防风可以加吧；有痰，加上温燥的制半夏；有热，加上辛凉的生石膏，就演变为麻杏石甘汤，治肺热壅实之咳喘；有湿，加上淡渗的薏苡仁，就变成麻杏苡甘汤了。这样的话，三拗汤就变成治风寒咳嗽的基础方了。临床上，这么去治疗可能简单，但这些经验确实从临床上来。

桑菊饮。风热咳嗽，书中会提到桑菊饮证。临床上对风寒、风热的辨证，有时有点难，有时寒、热都有。如果没有明显的表热证，那就一般会倾向于表寒。辨不出热来，宁可用辛温也不用辛

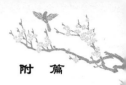

凉。桑菊饮是吴鞠通的一张方子，特别清淡，比银翘散更清淡。我用的机会不多，偶尔也用，我常加生麻黄，也就是合用三拗汤。感觉剂量小一点，煎得时间不要长，开对了可管用了。开的剂量大了，煎得时间长了，效果反而不好。

清燥救肺汤。这是喻嘉言最得意的一张方剂，后学者经常理解不了。很多医生将人参改为沙参，这肯定不合适，喻嘉言认为燥邪需用阳药的气化来解决。燥邪引起咳嗽，分凉燥和温燥。这张方是治温燥咳嗽的，但这张方我不擅用，我碰到温燥咳嗽，常用桑菊饮加减，感觉还可以。遇到凉燥咳嗽，经常就当风寒治了，有燥伤津亏明显时，加点芦根、天花粉。

小青龙汤。历代医家对这张方剂太推崇了，推崇到我们都觉得有点过分。临床上寒咳多用。如果是单纯表寒，用三拗汤、麻黄汤，如果表里皆寒，就经常会用到小青龙汤。剂量，我多用小剂量。我体会小剂量是可以起到应有的作用的，剂量过大反有伤阳气，耗阴精之嫌。老子说："柔弱胜刚强"，中医临床处方也存在柔和刚这两条路子，并且这两条路子都能走得通，但从境界来讲，柔的境界高于刚。有如中国武学中，上乘武功往往不依靠蛮力，而是依靠活力、柔力。有些咳嗽病程长，而且反复发作，辨证可以辨出一大堆。而小青龙汤就能治这种难治性咳嗽。滞留住的风寒可以郁而发热、生痰。从治病求本的角度来说，痰和热的出现都是由寒引起，治疗时只能是散寒。这种郁滞住的寒单用麻黄是不够的，必须还要桂枝、干姜、细辛。那么化热了怎么办，我们可以在小青龙汤基础上加清热化痰的药。只有将寒邪散出去，咳嗽才有可能彻底好。只要有寒，我们就能用小青龙汤，有无饮、热、痰、虚、瘀都不重要。当我们把小青龙汤当做一张散寒通络的方时，发现已经扩大了它的应用范围。当然使用时还得慎重，慎重主要是加减，包括剂量的加减，药物的加减。喻嘉言说过青龙为神物，最难驾驭。张锡纯用小青龙汤3～5剂后接用从龙汤，提示我们既不要畏首畏

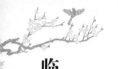

尾，也不要孟浪无畏。许多医家认为小青龙汤方中用药核心为干姜、细辛、五味子。陈修园认为小青龙汤中所有药物都能加减，但这三味不能动，他把这三味药拿出来放到别的地方也很好用。他在《医学实在易》中出了两张治咳嗽的方子，一是小青龙汤，一是小柴胡汤。前方用治内外合邪之咳嗽，后方用治咳嗽百药不效。如果我们从脏腑辨证，你是怎么也不会想到这两张方的。

桂枝加厚朴杏子汤。治桂枝证加咳嗽。厚朴下气燥湿，如果无湿邪，去掉也无妨。

麻杏石甘汤。治寒包火。有人大夏天到阴冷的地方去乘凉休息，有人睡着热炕吃冷饮，完了就开始咳嗽，多为寒包火。我不喜欢用石膏，因为石膏要先煎，麻烦。我用黄芩。有人说这种用法不对，黄芩是苦寒的，石膏是辛寒的，这是岳美中说的，说的是对的。可我用黄芩的苦，还加上僵蚕、蝉衣，这样一配，就出来辛寒了。嫌僵蚕、蝉衣力量小，可再加防风。有时我连黄芩都懒得用，用射干，我戏称为麻杏射甘汤。叶天士特别喜欢用麻杏石甘汤。这张方除治寒热外，还着眼于调整肺气宣降。因此，配伍十分重要。张锡纯用此方，石膏的用量恒为麻黄的十倍，这个配伍比例对后世医家影响很大，但临床上应根据具体情况而定。

小柴胡汤。小柴胡汤治咳嗽不好理解。《伤寒论》小柴胡汤方的或然证里就有咳。治哪种咳？书上说治三焦咳、少阳咳。啥叫三焦咳、少阳咳，不好说。但《伤寒论》条文中说用了小柴胡汤"上焦得通，津液得下，胃气因和"，小柴胡汤能让上中下三焦气机通畅。如果这个咳嗽是由于三焦气机不畅而致肺失宣降引起的，那么小柴胡汤治咳也就说得通了。不需要见到寒热往来等症，当然能见到典型的小柴胡汤证最好。如果见不到，也不必百药不效才用。如果这个咳嗽病人用了很多药，效果并不好，拖得时间长了，并且病人有口苦、脉弦，这就足够了，说不定就治好了。《伤寒论》中治咳去人参、生姜加干姜、五味子。我在临床上加干姜、细辛、五味子。

二陈汤。任应秋治中焦咳用此方。痰湿咳,多见于小孩,小孩感冒咳嗽用过药后烧退了,咳嗽也减轻了,就是每天早晨起来咳嗽,这是伤了脾胃了。这种咳嗽是为了排痰,实际上是痰病,把痰解决了,咳嗽也就好了。这种情况下,二陈汤是很管用的。在二陈汤的基础上可以根据证型随便加减,如麻杏二陈汤、柴芩二陈汤、桂芍二陈汤、芩连二陈汤、杏桔二陈汤、三子二陈汤等等。我们熟悉的清气化痰丸就是由二陈汤加减来的。三子养亲汤也是治痰湿咳嗽的,小孩很少用,老人常用。

黛蛤散。治肝热犯肺咳嗽。我在临床上见得不多,不知是我不认识还是真的不多见。偶尔见到个别丹栀逍遥散证。考虑有肝火时,我会在方中加一点龙胆草。

养阴清肺汤。很多人治内伤咳嗽喜欢用,但用错的机会比较多。用错是指把邪留住了。用这张方的前提是基本上无邪,至少要保证舌苔偏少,脉偏细,而这类病人不多,因此用这张方的机会也就不多了。

都气丸。用于肾咳。此方是在六味地黄丸基础上加了一味五味子。对于咳嗽,医生敢用养阴清肺丸,但经常想不起都气丸。治咳嗽总觉得离了肺不好使。但如果面前这个咳嗽实在治不好,并且多少有点肾虚,那就应该把治疗思路转移到肾上去。当然这比较难,因为肺失宣降对我们的诱惑实在太大了。

金水六君煎。张景岳在二陈汤基础上加了熟地、当归,就变成了金水六君煎。这种方子被徐灵胎见了总会骂个狗血喷头。但不可否认张景岳这张方子成名了。用于下焦有肾虚,中上焦有痰湿。上海的裘沛然在《壶天散墨》中说到,一开始他对熟地用于痰证没感觉,一见病人有这么多痰,怎么敢用熟地,后来发现有一部分痰证怎么也治不好,没办法就用上熟地了,发现反而痰少了。这个痰是由下焦水泛而来的。他还认为熟地剂量小了会腻膈,量大了反而直

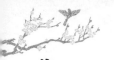

奔下焦去了。腻膈和剂量的关系,我至今没试过。古人用熟地时喜欢配苍术或砂仁。

补中益气汤。李东垣治内伤脾胃致咳嗽者,用补中益气汤。春月天温加佛耳草、款冬花;夏月加五味子、麦门冬;秋凉、冬月加不去根节麻黄。若久病痰嗽,肺中伏火,去人参,初病者,勿去之。临床上,当我们对这个咳嗽辨出补中益气汤证时,不要怀疑,放心去用。易水学派的四时用药法,现代已经很少有人会这么用药了。

医案举例:

对于一个临床医生来说,必须做到"知常达变"。不"知常"不足以"达变",不"达变"不足以临床。古人有"读书不如读案"之说,读书是知常的必要途径,而"读案"是"达变"的重要方式。我选择了临床中的几则案例,供大家参考。

案1:周某,女,40岁,2008年4月17日初诊。

主诉咳嗽一周,平躺较甚,影响睡眠,痰不多。伴见口干咽燥,胃脘不舒,周身窜痛,动则自汗。舌质淡红,舌苔薄白,脉缓。

病起外感,杂药乱投,致营卫失和,肺失宣降,风邪残留。治以调和营卫,散风敛肺为法,方用桂枝汤加减。处方:桂枝9g,生白芍12g,僵蚕12g,蝉衣9g,射干15g,白果9g,炙甘草3g,生姜3片,大枣3枚。3剂,水煎服。

2008年4月20日二诊:药后诸症消失。

按:主诉咳嗽,见桂枝汤证,当用桂枝加厚朴杏子汤。但口干咽燥又非桂枝汤证。口干、咽燥、咳嗽、有汗,似温病,但舌不红,脉不动数,又非温病可释。组方伤寒方与温病药杂和,又芍药用量大于桂枝,且加白果,似有治杂病之嫌,驳杂不精,常为经方学者所不屑。但这样组方,经常很合临床,疗效常让人很是满意。

近代伤寒大家曹颖甫在《经方实验录》中语重心长地说了这

一句话:"吾愿读经方者,皆当临证化裁也。"

案 2:**高某,女,65 岁。2008 年 11 月 17 日初诊。**

间歇性咳嗽多年。每届冬季发作,天气转暖缓解。近 20 余天来咳嗽较甚,呈阵发性,痰黏不利,晚上影响睡眠。伴见晚上口干,进食后胃脘痞满,大便不调。舌质淡暗,舌苔薄少而润,脉细弦。

证属寒饮内停于肺。治以温化寒饮为法,方用小青龙汤加减。处方:生麻黄 3g,桂枝 3g,细辛 3g,干姜 3g,生白芍 12g,姜半夏 9g,五味子 9g,橘红 9g,枳实 9g,射干 12g,炙甘草 12g。3 剂,水煎服。

2008 年 11 月 23 日二诊:药后咳嗽明显减少,不影响睡眠。舌脉同前。上方去枳实,加知母 12g,白果 9g。4 剂,水煎服。

药后咳止脘畅,痊愈。

按:本案咳嗽,冬季屡发,晚上较甚,舌苔不腻,正虚不显,当为寒饮无疑,治疗首选小青龙汤方。但痰黏不利而非清稀,舌苔薄少而非水滑,加之晚上口干,进食后胃脘痞满,均非小青龙汤方证所固有。本案因胃脘不畅,易误从治疗中焦入手。也可因舌苔薄少而晚上口干,易误从治疗阴虚入手。笔者接诊时,首先辨为肺家寒饮,选定小青龙汤方为主方。处方时,着眼于舌象,参合炙甘草汤方意,重用炙甘草(用量等同于麻黄、桂枝、细辛、干姜 4 药的总量)。因胃脘不畅,加用橘红、枳实,乃仿吴鞠通在《温病条辨》中所说:"饮家反渴,必重用辛,上焦加干姜、桂枝,中焦加枳实、橘皮,下焦加附子、生姜。"因痰黏不利而晚上口干,考虑饮聚日久可生痰化热伤阴,且温燥之药也可助热伤阴,故多用白芍,加用射干。

二诊胃脘转畅,故去枳实;久咳而舌苔偏少,故加白果、知母。

案3：李某，女，28岁，哺乳期。2007年7月8日初诊。

咽痒、咳嗽近3月，醒后多发。有痰白黏，汗多，便干。前医予服小青龙汤方加减有效，但继服无效。舌质淡红，舌苔中心黄白薄腻，脉象细弦缓。

治从少阳，小柴胡汤加减。处方：柴胡9g，黄芩12g，姜半夏9g，党参6g，炒杏仁12g，僵蚕12g，蝉衣9g，干姜1g，细辛1g，五味子3g，桔梗9g，射干15g，生甘草3g。4剂，水煎服。

2007年7月15日二诊。服药后咳嗽、咽痒已止。醒后有四肢困乏，手足发麻感。既往有"慢性肾炎"病史，要求中药调治。舌质淡红，舌苔薄白，脉象细缓。治从太阳少阳，柴胡桂枝汤加减。处方：柴胡6g，桂枝6g，黄芩12g，生白芍12g，白茅根15g，党参6g，小蓟15g，炒谷、麦芽各15g，生甘草3g。4剂，水煎服。

按：经方效捷全在方证相应，稍有挪移，疗效多不让人满意。患者首诊，可供辨证的资料并不充分，只是前医予服小青龙汤方加减有效，引起了笔者的重视。有效，故处方仍加用小量"姜辛味"；未愈，故不用麻桂，改用柴芩。当然辨证也结合了舌象与脉象。四剂咳止而不发，"经方可应手取效"这句话似可用在这里。二诊似无证可辨，笔者体会，柴胡桂枝汤治疗经络、津气不畅之病证有神效。

案4：高某，男，4岁。2007年12月11日就诊。

患儿近2周来时有咳嗽，晨起较多，家长未加在意。昨晚咳嗽加重，呈阵发性，刚入睡即又咳醒，患儿无法正常睡眠。咳声沉浊，有痰。纳食尚可，二便调，舌质淡红，舌苔白。

从痰咳论治。处方：姜半夏6g，橘红6g，茯苓6g，僵蚕6g，蝉衣6g，干姜1g，细辛1g，五味子3g，桔梗6g，焦神曲6g，炙甘草1g。2剂，水煎服。

患儿当日中午、晚上分2次服完1剂，咳嗽即止，夜睡安稳。

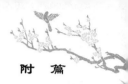

次日无不适，加之患儿服药不太配合，第 2 剂药未服。家长深赞中药治病之奇。

按：2007 年入冬以来，干燥无雪，加之环境污染，小孩多有咳嗽、发热之疾。三因制宜，最终都要落在患者身上，总以辨证论治为归结。尽管气候干燥，但本例患儿并非燥咳。咳声沉浊，晨起明显，舌苔不少，当属痰咳。晚上突发加重，当为肺家受寒。故以二陈汤合"姜辛味"法加减，取得捷效。

本方中干姜、细辛用 1 克已足够，缺则无功，多则坏事。笔者曾数次遭药店拒配有 1 克药的处方。一位司药者说：秤杆上最小度量是 2 克，无法配 1 克药。我说：抓 2 剂不就是 2 克了。还有一位司药者对着处方喋喋不休指责处方者（她不知是我），我说：你的工作是配药，也许不是每个人都有能力评价得了处方的好坏。

案 5：曹某，女，26 岁，职员。于 2007 年 10 月 30 日初诊。

主诉咳嗽半年余。近来加重，影响睡眠，入睡前咳嗽尤甚。口干喜饮，咽不舒，痰不多，大便干。口疮屡发。既往曾患"类风湿性关节炎"、"慢性肾炎"。舌质暗红，舌苔薄白腻，脉细缓。

久病多瘀，苔腻示痰，无明显虚象，从痰瘀论治，血府逐瘀汤合二陈汤加减。处方：柴胡 9g，赤芍药 12g，当归 9g，生地黄 9g，川芎 6g，桃红 9g，枳壳 9g，桔梗 9g，怀牛膝 9g，姜半夏 9g，茯苓 12g，陈皮 9g，射干 15g，全瓜蒌 15g，蝉衣 9g，生甘草 3g。2 剂，水煎服。

2007 年 11 月 1 日二诊：药后咳嗽减轻，但近 2 日未大便，食欲欠佳。舌质暗红，舌苔黄白薄腻，脉沉细弦，右脉见滑象。中焦郁滞，升降失常。从郁论治，越鞠丸加味。处方：川芎 9g，苍术 12g，香附 12g，栀子 12g，焦神曲 12g，桔梗 12g，炒杏仁 12g，酒军（后下）9g，全瓜蒌 15g，射干 15g。3 剂，水煎服。

2007 年 11 月 4 日三诊：药后上下转畅，但咳嗽不减。舌苔仍不清利，从痰气论治，温胆汤加味。处方：姜半夏 9g，陈皮 9g，

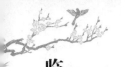

茯苓12g，枳实9g，竹茹9g，僵蚕12g，蝉衣9g，浙贝母15g，全瓜蒌15g，桔梗9g，干姜1g，细辛1g，五味子3g，生甘草3g。3剂，水煎服。

2007年11月12日四诊：咳嗽明显减轻，纳可，便调，口苦。舌质暗红，舌苔薄白，脉弦。胆热口苦，上方稍作调整。处方：姜半夏9g，陈皮9g，茯苓12g，枳实9g，竹茹9g，僵蚕12g，蝉衣9g，柴胡9g，黄芩12g，生甘草3g。5剂，水煎服。

2007年11月17日五诊：咳止，无不适，苔薄脉缓。嘱停药，摄生。以后每次有咳嗽发作，及时中药治疗，不乱治，不误治，不迁延。

按：本案治愈，患者甚为欣喜。前后翻阅治疗经过，似无特殊，只能看出"随证治之"、"活法调和"几个字。

案6：王某，女，48岁。2008年12月4日初诊。

患"糖尿病"、"高血压病"近20年，身体素弱，不耐操劳。昨晚无明显诱因出现发热，全身酸困疼痛，伴见咽干、咳嗽。纳食、二便正常。舌质暗红，舌苔腻，脉弦数。

内蕴湿热，外受风寒，治以清内疏外，达原饮方加减。处方：厚朴9g，炒槟榔12g，黄芩12g，柴胡12g，知母12g，草果6g，蝉衣9g，僵蚕12g，连翘12g，羌活3g，独活3g。2剂，水煎服。

2008年12月6日二诊：上方当天服1剂，即全身舒适，已不发热。现症见咳嗽较频，晚上影响睡眠，痰不多。舌质暗红，舌苔薄白，脉细弦。素体虚寒（曾服四逆加人参汤加味达半年之久，精神明显好转），湿热已去，肺家受寒，治以小青龙汤方化裁温通疏散清利。处方：生麻黄3g，桂枝3g，干姜3g，细辛3g，制半夏9g，五味子9g，生白芍12g，僵蚕12g，蝉衣9g，生甘草3g。2剂，水煎服。

2008年12月8日三诊：咳减，晚上已能安睡，但有痰不利，舌脉同前。考虑肺气未平，有痰热内生，治以清化痰热，调畅肺气

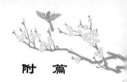

为法,定喘汤加减。处方:生麻黄3g,白果9g,款冬花12g,姜半夏12g,桑白皮15g,黄芩12g,炒苏子12g,炒杏仁12g,僵蚕12g,蝉衣9g,射干15g,浙贝母12g。2剂,水煎服。

药后咳止痰除,痊愈。

按:春温夏热秋凉冬冷,这本来是自然更替,但我们发现我们有意无意在远离着这种规律。2008年的冬天,至12月仍然无雪,燥而少寒,门诊上发热咳嗽患者逐日递增。尤其是小儿和素体偏弱者,几无幸免。本案患者宿病缠身,西医建议住院治疗。患者笃信中医,坚持不使用抗生素。首诊以达原饮方加减,二诊以小青龙汤方加减,三诊以定喘汤方加减,疗效当属不错。但从理论上似难说通。如属温病,似不当用小青龙汤;如属伤寒,似不当用达原饮。喜用经方者不会想到用定喘汤;善用定喘汤者不易想到用小青龙汤。标准化的试题中绝不会有类似的题目,搞理论的人很少会认可这样的辨证论治。但是真实的临床就是这样,方随证转,哪管你门派之分与学术隔阂。

(周一民 整理)

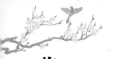

对哮病的认识和治疗

哮病是一种反复发作性的喉间痰鸣、呼吸喘促的疾病，主要表现为咳、喘、痰鸣、胸闷等。西医认为哮喘首先是一种呼吸道的炎症性病变，其次论及它的气道高反应性，即过敏。炎症与过敏可以形成恶性循环。病症发作时，气道的通气障碍直接引发咳嗽、痰鸣、气喘、胸憋胸闷等一系列症状。

中医认为哮病发生的原因是"体质＋宿根＋诱因"。

体质指的是正气。临床上发生哮病的体质多见两种类型：一种是阳（气）虚型，即白面书生；另一种是外强中干型，表面上很壮实，实际上体质较差。如果我们的治疗想要终止其发作，使哮喘得以痊愈，不改变体质是不可能的。"五脏元真通畅，人即安和"，要做到这点很难，但必须存有这种理念。

诱因，有体内的，也有体外的。"风为百病之长，寒乃六淫之首"，在外邪之中，风邪和寒邪是特别需要重视的两个病邪。

宿根，不同医家对宿根有不同的认识，说得最多的是痰饮。《丹溪心法》最早以哮喘作为独立的病名成篇，"专主于痰"。叶天士认为："由初感外邪，失于表散，邪伏于里，留于肺俞。"洪广祥提出哮病反复发作的宿根是痰瘀交阻。也有提出风邪、湿邪、寒邪和肾虚为宿根的。临床上，我的体会，哮病最根本的宿根应该是寒邪，即陈寒。在陈寒的基础上，阻滞了气血津液的运行，气血运行不畅就产生了气滞、血瘀，津液运行不畅就产生了痰饮；误治会产生湿邪；随时可以感受外邪；病程长了，可以出现肺虚、脾虚、肾虚。总之，在陈寒留肺的基础上可以出现任何兼证、变证。

哮病的辨证，首辨内、外。内伤肯定是存在的，重要的是辨有无外感。辨出外感了，再分清何者为主，何者为次。我的体会，治疗开始时，宁愿错把哮病当外感治，也不要只当做内伤治。二辨虚、实。外感多为实，内伤多有虚有实。《医学心悟》中说："病之虚实，全在有汗无汗，胸腹胀痛与否，胀之减与不减，痛之拒按与喜按，病之新久，禀之浓薄，脉之虚实以分之。"在临床中，我们可以有意地去辨。三辨寒、热。典型的容易辨，有寒有热经常会误辨成热证而忽略寒邪，这点是需要警惕的。四辨脏腑。临床医生重视肺、肾的多，往往容易忽略中焦的脾胃，中焦脾胃的气机升降失常会影响到肺的宣降、肾的纳气。

哮病的治疗。治疗的目的是减少、终止发作，提高生存质量。要想根治很难，但积极的治疗是很有意义的。《丹溪心法》中说："未发以扶正气为主，既发以攻邪气为急。"这句话就是我们常说的急则治标，缓则治本。在实际临床应用上，这句话说得有点偏，未发时也是有邪的，治疗重点放在扶正上，但祛邪是必需的。邪包括风、寒、痰、湿、瘀等。既发时，对于肾不纳气致喘，顾护正气也是必需的。

射干麻黄汤，治"咳而上气，喉中水鸡声"，很多医家推崇本方为治哮专方。与小青龙汤相比，射干麻黄汤中最独特的一味药是射干。射干在《神农本草经》里列为下品，"主咳逆上气，喉痹咽痛，不得消息。""不得消息"指呼吸急迫、困难。我在用小青龙汤治疗哮病时，常加射干，疗效不错。射干麻黄汤中还有紫菀、款冬花，这两味药有敛肺的作用，临床应用注意敛邪，并且在哮病发作时平喘的作用不大，止咳还可以。

小青龙汤。何秀山在《通俗伤寒论》按语中说："风寒外裹，寒凝内阻发为咳嗽气喘者，必须用小青龙汤加减。"当然，没有表寒只有里寒、里饮，本方仍然能用。陈修园在《医学从众录》中的一段话值得临床重视。他说："……况虚劳之人，必有痰嗽，亦最易感冒。若重用频用熟地，又佐之以参、术，则风寒闭于皮毛而不出，痰火壅滞于胸膈而不清，药入病增，谓非人人之共见乎？"临床上遇到虚劳的病人，前医百补无效时，用小青龙汤来散一散寒邪，等寒邪散出去了，这时再补也就能"补进去了"。治病是有次第的，我常以小青龙汤为开手方，再以桂附地黄丸、七味都气丸等善后。曾治疗一名女性患者，患支气管哮喘30余年。近几年明显加重，全年以口服中、西药物和局部使用激素气雾剂维持。近1月来，出现霉菌性口炎、咽炎，激素不可以继续使用，但停用激素哮喘又无法控制。开方之际，患者说自己"火特大"，常服"三黄片"下火。方开出后，患者看到方中有干姜，问"有火敢用干姜吗？用了下火的药了吗？"患者儿子为中医，看方后说："这是小青龙汤呀，大夏天敢用？久病必虚，为啥不补反散呢？肾不虚吗？"这些疑问倒也实在，患者火证明显，但这种火用泻法泻药是不管用的，如果管用，这点火早被"三黄片"泻走了。这种火需要温通、温散才能彻底治愈。中医是治证的，不是治季节的，有是证，用是药，夏天为何不可用小青龙汤？承认患者体虚，并且大虚，但暂不能补。近年来进服参蛤散，而哮喘不减反增就是明证。古人说"散尽陈寒，方可言补。"治疗的第一步必须是温散陈寒。患者连用小青龙汤加减80剂，诸症渐平，后以河车大造丸巩固疗效。有人说："小青龙汤不可多服、久服，恐拔肾根，敢服80剂？"方剂是加减使用的，陈寒闭锢日久，不是三、五剂可以成功的，总以散尽陈寒为度。

治寒哮除以上两张方外，还有苏子降气汤，一般认为治上实下虚证。

治热哮方有定喘汤。王旭高说该方为定喘之祖剂，治外有风寒内有痰热的喘证、哮证。这张方总体来看不偏凉。哮病以表寒为主，兼有痰热时，我们会用小青龙加石膏汤加减。而以痰热为主，兼有表寒，表现出明显的热哮时，单用这张方是不够的，是需要加减的。方中一味白果，我用小青龙汤时，也经常借用过去。

玉屏风散，治肺气虚，反复外感。我的体会，单纯用本方的机

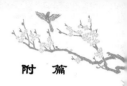

会不多，与现代人的体质和生活有关。本病即使气虚、表虚明显，也不能滥用补药，最忌留邪。还有，使用本方注意用小剂量。岳美中在他的书中提到用玉屏风散有效，停药后病情反复，再用再效，停用再无效。当他学蒲辅周用小剂量时，发现停了药也不影响效果。

生脉散，治肺气阴两虚，也治暑伤气阴证。现在这张方更多用于治疗杂病，如肺病、心病等，而少用于治疗热病。现代药理研究认为本方有很好的强心、升压作用。我们回归它的原始用法，就是治上述两证的。《医方考》中说："人参补肺气，麦冬清肺气，五味敛肺气，一补、一清、一敛，益气之道毕矣。"

六君子汤。久哮之人见脾虚的比较常见，况且素体脾虚就容易出现这个病。哮病日久，治疗当注意脾胃。《医方考》中选了七张治哮方，其中就有六君子汤，用治气虚痰阻的哮病。很平淡的一张方剂，但至奇至效之功，往往见于至平至淡之方。

哮病日久还会出现肾虚。如果是阳气虚用肾气丸，阴虚用七味都气丸。肾气丸组方，大队的阴药加少量的阳药，意不在补阳，而在微微生火，少火生气。与后世医家见肾阳气虚用鹿茸、仙茅、仙灵脾、肉苁蓉补阳的理念是不一样的。立法境界有别。都气丸用于肾阴虚，使用时注意脉要偏细，苔要偏少，不能想当然地去试用。

关于祛风脱敏药的使用。对于哮喘，很多医生在处方时会加上一些经现代药理证明有脱敏作用的中药，如地龙、全蝎、僵蚕等，实际上多是中药里的祛风药。我的体会，这些药的使用，能提高有效率，短期疗效好，长期疗效不好说。但有些药诸如地龙等会伤脾，并且很难喝，病人喝了胃难受，不利于病人长期治疗。还有专病专方的使用，如过敏煎等不能作为常规疗法，充其量只是对辨证治疗的补充，切莫反客为主。

关于麻黄剂的使用。现代药理研究麻黄有缓解支气管痉挛的作用，于是临床医生治疗哮喘病时容易被麻黄剂束缚。我们从六经上

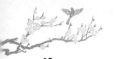

考虑,发现还有柴胡剂、大黄剂、葛根芩连汤等,三阴病也能出现哮喘,如麻附细辛汤、四逆汤、理中汤、乌梅丸等。从麻黄剂走到六经上,便海阔凭鱼跃,天高任鸟飞了。

医案举例:

案1:叶某,女,52岁。

患"哮喘"10余年,近2年来每次哮喘发作,都经笔者诊治,给予中药控制,2年来未用过西药。2008年1月8日晚上打来电话,咳嗽、气紧明显。

电话中处方:生麻黄3g,炒杏仁12g,白果9g,僵蚕12g,蝉衣9g,射干12g,生甘草3g。嘱抄下处方后急配1剂,水煎分2次服。次日就诊,自诉昨晚服下1次,咳嗽、气紧即大减,一夜安睡。诊见舌质淡红,舌苔薄润,脉细缓。上方加干姜1g、细辛1g、五味子3g,接服3剂。无不适,停药。

按:中药控制哮喘发作有其独特优势,其疗效之好、之快,往往让西医、患者甚至部分中医不信!

三拗汤出自《圣济总录》,是中医治哮的基本方,根据表里、寒热、虚实可随证加味使用。本案病症初发,考虑风邪为诱因,故加用僵蚕、蝉衣祛风利咽,同时加用射干治"咳逆上气"。因属哮家,首方加用白果,次方加用干姜、细辛、五味子,意在平喘止哮。药少量少,因病初发,病在肺,肺为娇脏,"治上焦如羽,非轻不举"。

另,电话中之所以可以开中药,是基于对患者体质和病情的熟悉(老病人)。传统中医为一方百姓服务的模式是可贵的,也是科学的。

案2:张某,女,42岁。2007年11月9日初诊。

患者素有"哮喘"病。近3天来咽干、咽痛,昨晚伴头痛、咳嗽、失眠,今晨咳嗽较甚,气紧,痰黏。纳食欠佳,胃脘不畅,口干喜饮,大便少。舌质淡红,舌苔薄腻,脉弦缓,右脉大于左脉。患者知道这是哮喘发作先兆,较为紧张。

考虑肺失宣降，胃失和降，治以宣肺降胃为法，方用三拗汤合温胆汤加味。

处方：生麻黄3g，炒杏仁12g，黄芩12g，姜半夏9g，陈皮9g，茯苓15g，枳实9g，竹茹9g，射干15g，浙贝母15g，全瓜蒌15g，白果9g，生甘草3g。3剂，水煎服。

处方毕，再三思考，总觉欠妥。遂提笔修改了处方，去掉了麻黄、杏仁、白果，加用了柴胡12g，干姜1g，细辛1g，五味子3g。

当日服药1剂，诸症明显减轻，当晚安睡。3剂服完，竟无不适。嘱停药摄养。

按：自仲景始，后人治哮、治喘多习用"麻黄剂"，笔者也喜用"麻黄剂"治疗咳、喘、哮。平时门诊时，面对面前长长的一排病历本，总不免缺少斟酌时间。本案是去患者家里诊治，处方毕竟有足够时间思考。麻黄剂治咳喘似也无误，但患者症状杂乱，似涉三焦，遂改用柴胡剂，由治肺转为治少阳三焦。白果止咳平喘，治标颇能胜任，但总不若"姜辛味"治本更恰。更改之方，倒不辱使命，见效奇速。清代医家陈修园曾盛赞小柴胡汤加姜辛味治咳是仲景独得之钥，验之临床，效确。

案3：白某，男，35岁。2008年4月13日初诊。

患哮喘10余年，近1年来进行性加重。服用多种中、西药物治疗效差。近2月来每日依赖静滴"氨茶碱"（每次2支），有时每日需静滴2次。症见：咳嗽，气喘，动则喘甚，胸憋胸闷，痰多色白，晚上喘憋较甚，不能入睡。纳差，大便不成形。面青唇暗，舌质暗红，舌苔薄白，脉虚数。胸片提示"双肺支气管炎"。肺功能检查提示"阻塞性通气功能障碍，通气功能明显减退，扩张试验（+）"。

证属肺脾气虚，风痰壅滞。治以补气化痰、祛风平喘为法，方用六君子汤合三拗汤加减。

处方：人参6g，炒白术12g，姜半夏9g，橘红9g，茯苓12g，生麻黄3g，炒杏仁12g，白果9g，桔梗9g，浙贝母12g，

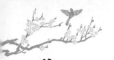

葶苈子（包煎）12g，僵蚕 12g，蝉衣 9g，炒莱菔子 12g，赤芍药 9g，生甘草 3g。4 剂，水煎服。

2008 年 4 月 17 日二诊：药后诸症明显缓解，咳、喘、憋俱减，痰转利，色白泡沫样，口干不喜饮。舌质淡嫩，舌苔薄白，脉稍静。已停用氨茶碱。上方稍作调整，处方：人参 6g，炒白术 12g，茯苓 12g，姜半夏 9g，陈皮 9g，干姜 1g，细辛 1g，五味子 3g，僵蚕 12g，蝉衣 9g，葶苈子（包煎）12g，射干 12g，浙贝母 12g，炙甘草 3g。5 剂，水煎服。

2008 年 4 月 22 日三诊：诸症进一步好转，面色转润泽，面见喜色，晚上可以安睡，纳食好转，走路快时气紧，咳嗽不多。舌象同前，脉细缓。上方去浙贝母，继服 7 剂。

2008 年 4 月 29 日四诊：咳喘渐不明显，体力进一步恢复。上方去射干，继服 7 剂。

2008 年 5 月 6 日五诊：无明显不适，精神恢复较好。上方加补骨脂 9g，继服 7 剂。

后以上方加减，渐加补肾之品，治疗 2 月余，诸症皆失，生活如常。

按：《医方考》中在谈到六君子汤时说："气虚痰喘者，此方主之。"但在哮喘发作阶段，医生心中常存"急则治其标"，即使辨为气虚痰喘，也很少会径直投用六君子汤，致使治哮名方常受冷落。本案治疗始终以六君子汤为主，首诊加用治标药，随着病情好转，逐渐减用治标药，取效倒也捷速。

案 4：任某，男，22 岁。2008 年 5 月 19 日初诊。

自幼间歇性喘憋，每年发于春、夏、秋三季，以夏季较甚，冬季不发作。近 1 月来症状进行性加重，气喘、胸憋、胸热、痰鸣、咽痒，但不咳嗽，晚上症状加重。纳食尚可，喜食梨，大便调。舌质暗红，舌苔薄白腻，脉濡。

正虚为本，痰热为标。治以清化痰热为法。方用清气化痰丸加减。

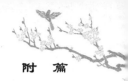

处方：姜半夏12g，橘皮12g，茯苓12g，枳实9g，全瓜蒌30g，黄芩12g，浙贝母15g，桔梗12g，生石膏（先煎）30g，炒莱菔子12g，生甘草3g。7剂，水煎服。

2008年5月26日二诊：药后诸症俱减，尚有胸热，脉显细滑。原方继进7剂。

2008年6月2日三诊：白天已无不适，凌晨2时左右有短时咽干、咽痒、呼吸声粗。舌质淡暗，舌苔薄白，脉细弦滑。痰热未尽，交时而发，小柴胡汤加减。处方：柴胡9g，黄芩12g，姜半夏12g，干姜3g，细辛3g，五味子9g，桔梗12g，枳实9g，全瓜蒌30g，生石膏（先煎）30g，生甘草3g。7剂，水煎服。

药后无不适。嘱饮食清淡，至冬季丸剂调补。

按：对于痰喘、痰哮，常规思维经常会使用到麻黄剂，或麻杏石甘汤加减，或小青龙汤加减，或定喘汤加减等，总不离麻黄平喘定哮，中西医结合叫"扩张支气管"。但"有是证，用是药。"这句话始终是指导临证的第一准则。本案辨证抓住"胸热""喜食梨""天热症加"等特点，结合舌苔薄腻，断为"肺家痰热"，经用石膏、黄芩、全瓜蒌等，取得较好的疗效。从始至终并未使用麻黄，甚至连杏仁也舍而未用。"肺为娇脏"，"治上焦如羽"，笔者治咳、喘、哮，麻黄、干姜等药常用3g，绝不重用。但对于痰热盘踞病症，非重剂清化方收佳效。本案剂量，在笔者处方中已属重剂。

另外，初诊脉濡而不滑，二诊脉转细滑，与药后气机转畅有关。气机转畅，本脉方显。

转方用小柴胡汤加减，是因交时而发。用"姜、辛、味"，是因夜半症发。

思考本案"肺家痰热"的成因，可能与禀赋有关，也可能与前医早用、滥用补药有关。

（周一民　整理）

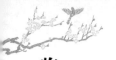

对胃痛的认识和治疗

胃痛是一个症状，严格来说应该把胃痛理解为胃脘痛。认为胃痛就是胃疼，这样就会把胃定位成西医的胃，中医的胃和西医的胃完全是两回事，不要混淆。李东垣对胃特别重视，认为人体后天一切精微物质全部来源于胃，脾的功能是把胃里有用的东西转输给五脏六腑的。临床上，胃脘部属于胃，脐周，就是腹部属于脾，小腹部属于肾，少腹部属于肝。这样定位是有意义的，可以指导脏腑辨证用药。

胃痛只是一个症状，引起胃痛的疾病特别多，消化系统的大部分疾病都能引起，比如胃炎、胃溃疡、肿瘤、胃下垂、胃黏膜脱垂、胃神经官能症等，除了消化系统的病变外，肺炎、心梗、肾盂肾炎、阑尾炎等也可以出现胃痛。当面对一个胃痛病人的时候，先对疾病作出诊断是很重要的。

胃痛的主要病因有寒、食、气、虚，继发痰、瘀、热、湿。受寒是很重要的病因，吃的凉了或天气凉了而致胃痛，都是受了寒了。病变时间长，慢性消化系统的病变都会有气虚。食积也可以出现气虚，中气壮一般积不住，特容易积食的人原因是他的中气虚，有的孩子一天吃三顿肉都积不住，越吃越胖，就是胃气强。寒、食、气都可以引起虚，一旦虚了更容易出现寒阻、食积、气滞的情况。在这些病因的基础上，时间长了可以继发痰、瘀、热、湿。中焦是运化水湿的，中焦病了水湿运化不及易生湿邪，湿停生痰，湿痰郁住很快就会化生热邪，湿痰热堵住就有瘀了，所谓久病入络。就是说对一个久病胃痛的病人，有可能这些因素都有。气主要指气滞，也可以指气虚。生气，是肝气郁滞了，肝气郁滞就会乘犯脾

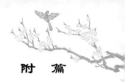

胃，肝气犯胃出现胃痛，肝气犯脾出现泄泻或腹痛，这就是老百姓常说的"气得胃疼"，"气得肚子疼"。一般来说，如果素体胃虚就容易气得胃疼，素体脾虚就容易气得肚子疼。若脾胃强壮，那只能气的胸脯疼，胸脯是肝的领地。

　　胃痛的主要病机在于不通，"不通则痛"。不通可以是邪滞引起的，也可以是正虚引起的，有虚和实的差别。治疗主要是"通"，实证以泻为通，虚证以补为通。胃病经常被外感六淫诱发或加重，但外感征象经常表现不明显，比如受寒了胃痛，基本上找不着诊断表证的依据，脉不浮身不冷，也不发热恶寒，但这时并不意味着没有外感寒邪，治疗需要把这点寒邪散出去而不能留住。急性胃病变成慢性胃病原因很多，其中之一就是没有把这点寒邪散出去，寒邪可以凝滞，寒凝可以让气血郁滞，也可以寒邪伤气、伤阳，也可以在寒邪的基础上容易合并食积，因此临床上有意地去重视由外邪引起的胃痛。比如治疗胃痛里面老百姓有个偏方，就是受了凉胃痛熬点生姜汤，生姜汤能把寒邪给散出去。喝藿香正气水也可以不疼了，因为藿香正气水也能把寒邪给散出去。或者吃一丸附子理中丸也能不疼了，但附子理中丸没有前面两种效果好，它是走里的药不走表，没有把寒邪给散出去，把寒邪给留住了。因此看起来好像这三个办法都管用，但肯定用附子理中丸是不适合的。

　　有学者指出，《内经》"脾为阴土，胃为阳土"，当发生病变后脾向"阴道虚"转化，胃向"阳道实"转化，这是基本规律。因此只有在特定条件下脾才出现实热证，胃才出现虚寒证。这句话理上能说得通，但在临床上基本上是不通的，临床上见到的胃寒的病人特别多。当然这句话若从纠偏的角度来说，无可厚非，因为思维习惯经常会把胃疼当做胃寒，但实际上有一部分是胃热引起来的，要重视胃的湿热证，但并不意味着胃热比胃寒多。

　　对脾胃病的辨证，中医积累的资料和经验要比别的方面的病变要更多一些。几乎没有没治过脾胃病变的医生，不管干哪个科，每

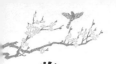

个科的病变都会涉及脾胃。即便脾胃是正常的，在用药的时候也应该想到脾胃。一个医生从治疗脾胃病变起手，这是很正确的。

辨缓急：一般来说，暴痛，多是由于寒邪或食积，也有气滞的可能。缓发的一般多考虑脏腑的失和，最典型的就是有的女性喜欢偷偷地生气，慢慢郁着，经常觉得胃里面有点隐痛、胀痛，这是肝脾的不和，或者气血的不和。脏腑失和里也包括脾胃失和，由于寒邪、热邪导致的升降失常都会引起，甚至由于心阳不能暖中阳，肾阳不能暖中阳也会引起，肺气的郁闭引起胃气不降也可以引起。

辨寒热：这是用药最基本的前提，对于胃痛来说寒药热药吃进去马上就在中焦体现出来了，因此用对用错体现的特别快。《景岳全书》说"因寒者常居八九，因热者十惟一二"，寒阻凝滞，凝滞就不通。后世医家对张景岳这种说道持不同意见，认为寒证没有那么多，即便表现的是寒证里面也有郁热，特别是中西医结合的专家是这样认为的。辨的明明是寒证，胃镜一检查，里面充血、糜烂，明显是炎症，这时应该用凉药而不应该用热药，而我们临床也发现用热药的同时加上一两味凉药能提高疗效。但是，当我们整个方子用得偏凉的时候，突然发现胃痛加重了，也就是说张景岳说的这句话仍然是对的，只是我们应该更全面地去认识它。中医里有句话叫做"胃以喜为补"，就是你想吃啥胃里需要啥。对胃病来说，对这种需要更敏感，这在临床上是很重要的，当然不包括偏食。平时饮食挺好的，得了病以后老爱吃某一种东西，这时候可能身体就需要这种东西。比如对胃痛的病人来说，如果喜欢吃热的，那可能就需要热，可能这个胃痛就是寒证。喜欢吃凉的，那这个胃痛可能是由热邪引起来的。因此一定要问病人的想与不想。刘河间认为，本来是郁热，吃点热的就散开来了，因此热证的病人也喜欢吃热的。这种可能性是有的，但是即便是郁热，也是由寒邪郁的，用药仍然不能单用凉药。郁热还可以有其他的表现，寒热错杂也是可以出现的。但毫无疑问，想吃热的，用药的时候得用热药，想吃凉的用药

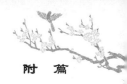

的时候得用凉药。不单是胃痛，其他病，包括咱们的养身保健也是一样的，想吃啥就吃啥，不要去琢磨有没有营养，想吃的就是需要的；孩子也是一样的，今天想喝稀饭你逼住让喝牛奶，说牛奶比稀饭有营养，这是折磨孩子。当然需要排除偏食。

辨虚实：《金匮》"按之不痛为虚，痛者为实"，这是说腹痛的辨证要点，挪到胃痛里仍然是有用的。又有"脉数而滑者实也，此有宿食，下之愈"，辨虚实脉象也是很重要的。脉滑提示有宿食，治疗应该消食导滞。而反过来宿食的脉象是滑脉就不一定正确了。临床上宿食的脉象很少见到滑脉，如果见到滑脉那是积的时间很长了，早期都见不到，而现在大部分病人都能做到早期治好。《金匮》里的话是对的，当我摸到滑脉了可能是宿食，但后世给反过来就不对了。小孩可以靠舌苔判定宿食，一看舌苔腻，吃得多了，消导就行，没有那么多典型的脉象，在小孩的积食上舌苔远远比脉象重要。对于脾胃的病变来说经常我们会发现舌象的改变远远快于脉象。

辨气血：《临证指南医案》"胃痛久而屡发，必有凝痰聚瘀"，基层见到的胃痛多是久而屡发的，这时应该想到有没有凝痰聚瘀。"初病在经，久痛入络，以经主气络主血"，后世经常说久痛入络、久病入络，它的原话在这儿。络主血，久痛入络那就出现瘀了，于是有的医家就说"久病必瘀"。病变时间长了，当我们治疗气分效果不好的时候，适当地想到治疗血分，也就是说病程的长短对辨在气在血是重要指征，当然还有其他的，它是综合的判定，包括舌象脉象等。治疗欠误，相当多的情况下是由辨证错误引起的。在《临证指南医案》里提到：辨证、立法、处方。中医临证就是这三步，这三步都很重要，最难的在辨证。

在临床辨证分型里面，胃痛的分型是最多的，单《金匮要略》和《伤寒论》里涉及胃痛的证型就有很多。常见证型首要的是寒邪犯胃，由外感寒邪或冷食冷饮引起来的。外受的寒邪和内生的寒邪

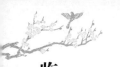

治疗不一样,内生的寒邪可能没有风邪,外感的寒邪夹有风邪,治疗的目的总是要把寒邪散出去,经常会用到良附丸。良附丸适合由内伤寒邪引起的胃痛。高良姜长于温胃,干姜上可温胃下可温肾,长于温脾,肉桂长于温肾,这三个药作用部位不一样。有人说高良姜温热的力量小于干姜,夏天用高良姜冬天用干姜,这个理念是不对的。若30克高良姜有没有3克干姜温热力量大?这不是大小的问题,是作用部位的差别。这张方子没有表散寒邪的药,如果要表散寒邪,可以加生姜,或把高良姜换成生姜。外寒犯胃引起的胃痛,可以用香苏散,香附、苏叶、陈皮、甘草。如果胃有热又受了寒,出现了寒热错杂的时候,或寒邪郁滞化热的时候,要寒热同治,应想到半夏泻心汤,或干姜黄芩黄连人参汤等。

由饮食停滞引起的也很常见,治疗应想到保和丸。保和丸是朱丹溪的方子。《医方考》对保和丸是这么说的:"伤于饮食,故令恶食,诸方以厉药攻之,是伤而复伤也。是方药味平良,补剂之例也,故曰保和。"对这张方剂的评价是特别高的。保和丸由二陈汤加味而来,不单适用于治疗食积胃痛,可广泛地使用于由食积引起的许多病症。二陈汤加消食药就是保和丸,保和丸加白术就是大安丸,既有食积又有脾虚的时候是需要加白术的。李东垣对用消食导滞这类药物治疗食积是非常慎重的,他说本来饮食已经伤了脾胃,再用利药会更伤损脾胃,治疗主要应该恢复脾胃的功能。李东垣治疗饮食停滞用枳术丸加味。张元素用枳术丸治积食,白术用量是枳实的两倍,以白术为君,现在会这样用药的医生不多。张元素、李东垣的书看得多了就知道什么叫王道治病,从兵法来说,霸道就是用强力,攻城略地,王道就是安抚,让叛民变成顺民。《三国演义》中吕蒙白衣渡江,没有动一兵一卒,荆州的老百姓一觉醒来发现城里旗子都变了,变成东吴的旗了,但其他的什么也没影响,没发现什么不好,没有见到血,生活可以依旧。这在军事上是最高明的,医生治病也一样。搞中医发现这些东西都能用到临床上,面对同一

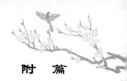

个问题,你的认识、思路不一样,你的处方就是不一样的。保和丸力量不够可以用枳实导滞丸,这是李东垣的方子。李东垣是反复告诫你消导的时候不要伤了脾胃,但并不等于他碰到积滞重的不会消导,《脾胃论》中他用霸道治病也是比较狠的,附子、大黄用的也比较多。枳实导滞丸是《内外伤辨惑论》里的方剂,由枳术丸加味组成的,积滞这么重,必须导下,仍然用白术。以前实习时见到有部分老中医特别喜欢用白术,用现在教材里学到的东西是理解不了的,好像白术成了最常用的药,后来才体会到这部分医家是学易水学派的。易水学派的东西在老一批赤脚医生身上影响特别大,反而对后来科班出身的医生基本上没影响了,因为在上学的时候对易水学派的东西接触的并不多,反而理解不了那种用药方式。

选方重要,还有重要的是我们对自己所开方剂剂量和配伍的把握,以及服药的多少,也就是掌握分寸。当代医家方药中曾专门撰文《关于掌握分寸问题》,提到临床掌握分寸的重要性。李东垣的书读得越多,你用药会越谨慎,你会知道什么叫王道,包括平淡的茯苓、苡仁,常用的神曲、山楂,在他眼里都是需要谨慎使用的。不读张仲景的书不会救死扶伤,不读李东垣的书不知道王道安天下,读张仲景能打天下,读李东垣能安天下。

肝气犯胃。"气得胃疼",用柴胡疏肝散,它是四逆散加味来的,用四逆散也可以;如果是偷偷生气,缓慢起病,疼得不厉害,用逍遥散。逍遥散证是缓慢起病的,柴胡疏肝散证是突然起病的,化热可用丹栀逍遥散。若平时老生气突然出现胃疼或经常性地疼,可以有逍遥散证、丹栀逍遥散证、越鞠丸证。越鞠丸是朱丹溪的方剂,在方剂书里越鞠丸是理气剂的第一张方剂,越鞠丸怎么理气?苍术、栀子、神曲都不是理气药,川芎有理气的作用但它主要是活血药,也就是说方中只用了一味理气药,香附,但它又有活血的作用,为什么不用枳实、枳壳、青皮、陈皮这类理气药?书中说,柴胡疏肝散是治肝郁的,越鞠丸是治六郁的,怎么判断病人的郁是六

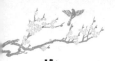

郁还是肝郁？六郁有肝郁，气、血、食、湿、痰、火郁住了，怎么知道这六个郁在病人身上都出现，真的是辨出六郁来才用越鞠丸？朱丹溪说"百病多兼有郁"，治郁的主方是越鞠丸，可见使用越鞠丸的机会是很多的。柴胡疏肝散和逍遥散治疗的重点在肝，越鞠丸治疗的重点在中焦，中焦的郁不比肝郁见得少。如果是越鞠丸证而用柴胡疏肝散治疗，可以有效，但明显是治错了。朱丹溪和李东垣都非常重视中焦的郁，实际上是李东垣先重视的，朱丹溪学了李东垣后通过自己的悟把治疗中焦郁推广开了。人体一身气机正常升降出入就不会有郁，郁住了更多见的是中焦不升不降，越鞠丸主要是恢复中焦正常的升降。后世的医家对肝郁很重视，认为肝是主一身气机疏泄的，慢慢地我们把气郁定格到了肝上，反而把中焦郁给忘了。

  郁滞时间长了，往往能化热，这种情况用丹栀逍遥散。还有一张方剂是朱丹溪的左金丸，黄连清胃热，吴茱萸暖肝散寒，本来不应该有解郁的作用，但吴茱萸有一个作用是降逆，有本草书上说"吴茱萸降浊阴最速"，可以降胃逆、降肝逆，于是这两个药组合起来就有治肝胃郁热作用。还可以从辛开苦降角度理解，吴茱萸是辛散的、辛开的，黄连是苦降的，一开一降能恢复中焦的升和降，也有解郁的作用，因此一般提到肝胃郁热的时候想到左金丸。但丹栀逍遥散和左金丸的适应证是不一样的，从舌苔来说，丹栀逍遥散证的舌苔不应该多，但左金丸证的舌苔不应该少。张景岳有一张方剂叫化肝煎，方中有特殊的两对药，丹栀和青陈皮。陈皮是调中焦气机的，青皮是调理肝胆气机的，丹皮是治疗肝经血分郁热的，栀子是治疗肝经气分郁热的。

  久病入络，胃病时间长了可以出现气滞血瘀，在慢性胃病里面治疗血瘀的方剂，丹参饮的名气最大，这里面有三味药，丹参、檀香、砂仁，治心胃诸痛，包括治疗胸痛都是常用的。失笑散是活血止痛的，临床上胃痛考虑有瘀血的时候可以用。单纯见到瘀血引起

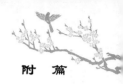

的胃痛不多，我们经常见到在其他情况下夹有瘀，可能会有胃虚、痰滞、湿热等，治疗的时候丹参饮、失笑散经常会合到其他的方剂里使用，单用的机会不多。

湿热中阻或痰热中阻可以引起胃痛。温胆汤治疗痰热中阻，三仁汤治疗湿热中阻，两方证都会见到舌苔偏腻。如果是湿热，脉象会见到濡、数、缓等这些"无定体"的脉象，痰热会见到滑脉。当见到一个舌苔偏腻的慢性胃病患者，如果考虑湿热的时候，还有另一张方剂可供选择，半夏泻心汤，可以治疗湿热中阻的胃痛、胃痞，包括胃脘部的胀满。半夏泻心汤在《伤寒论》里本来是治疗中焦痞证的，由于前面的医生误治后，表邪已经解了，出现了中焦气机的痞结。究竟是什么痞结住了，后世的医家有不同的意见。有认为痰气痞结了，方中有化痰药、散结药；有认为寒热阻结了，方中既用了干姜又用了黄连，老百姓说的寒火胃疼可能就是这种情况。但是有人不同意，有人说寒和热都是无形的邪气，怎么可能两个性质相反的无形的邪气结在一块呢？这部分医家认为这里面应该是湿热。戴元礼说过"泻心诸方取治湿热最当"，当代的伤寒大家陈亦人特别赞成这种观点，他说就不应该是寒火，就应该是湿热，他说历史上善于使用泻心汤的除了张仲景可能就是叶天士了，叶天士在他的《临证指南医案》里以泻心法主治的医案就有60多例，他说不论外感内伤凡属消化系统湿热阻滞的病证均用泻心汤化裁。这种提法可以是合适的，我们见到的舌象往往是偏腻的，如果舌象不腻用泻心汤效果很差，当然他说的是消化系统的病证。实际上临床体会，我的感觉，泻心汤证的部位就是在胃脘部，张仲景说的"心下"，"心下"的病变不管胀、满、痞、痛，只要见到舌苔偏腻，首先考虑用泻心汤。如果病变部位挪到脐周了，泻心汤效果不好。在几个泻心汤方中，我感觉用半夏泻心汤的机会较多，这个方子难用在补和泻的比例上，寒和热的比例上，有时候也可以把左金丸合进来。治疗痰热中阻，还有一张方剂是小陷胸汤，这是很多消化科医

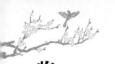

生很推崇的一张方剂。小陷胸汤是治疗小结胸证的，半夏泻心汤是治疗痞证的，痞证和结胸证的区别在于邪气的有形无形，结胸证是痰气交结，是有形的，而痞证是无形的邪气，"心下满而硬痛者为结胸，满而不痛者为痞"。小陷胸汤曾在中医界又有一个名字叫"胃痛三味方"，也就是说治胃痛效果是很好的，当然用于胃痛的时候临床上应该见到舌苔腻，脉滑数，体现出痰热的表现。

以虚为主的胃痛可能见到胃阴虚和脾胃虚寒。胃阴虚这一型在临床上很难治。临床上不害怕湿热中阻，不害怕舌苔腻，就害怕舌苔少。好在现在临床上见到的胃阴虚证少一些，舌苔少的要比舌苔腻的少得多。胃阴虚需要养阴，但养阴药有碍于胃的纳和脾的运，并且阴必须由气来化，阴药服进去必须经过运化才能变成有用的阴，如果运化不了那就是没用的，只能变成湿邪。而运脾需要用温药、阳药，对阴药和阳药恰当组合，这是比较难的，需要对整体有把握。阴药用得稍过，病人就会感觉到吃饭不太好了，大便不太好了，阳药用得稍过，病人又会感觉到病症加重了，因为阴虚加重了。实际上，古人说阴虚难治，除了结核病之外，临床上见到真阴虚病要比气虚病、阳虚病难治得多。

治疗胃阴亏虚，方书中经常提到一贯煎、芍药甘草汤、沙参麦冬汤、增液汤等方。一贯煎是治疗肝胃阴虚的，沙参麦冬汤和益胃汤是治疗胃阴虚的，芍药甘草汤体现另一种治法叫酸甘化阴法。也就是说，面对胃阴虚证，治疗有两种方法，一种方法是直接补阴，使用沙参、麦冬、石斛、玉竹这类药物；另一种方法是用酸味药和甘味药来化阴，酸味药如芍药、乌梅、木瓜等，甘味药以甘草为主，其他的甘味药也可以用。如果病人经常泛酸，也就是口语中说"醋心"，能不能用酸甘化阴？一般来说可以用，这是两回事，如果胃酸比较明显我们可以酸甘化阴法合左金丸，比如芍药甘草汤合左金丸。酸甘化阴对胃纳脾运的影响要小于直接养阴的方法。直接养阴时要加点流动气机的药物，比如一贯煎里用到川楝子，但养

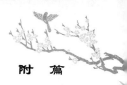

胃阴时我们不一定会用川楝子，我们会用陈皮、砂仁、木香等，但它们温燥的力量比较大，因此少用，有时有的医家主张用香橼、佛手，但实际上香橼、佛手主要是疏肝的而不是疏胃的，这还是有差别的。总归在这一型里面可能用药不是那么单一，需要对用得药物及剂量进行斟酌。胃阴虚出现，往往提示这个病病程较长，经常会提示有瘀血，要加点活血的药，比如赤芍、丹参等。在胃阴虚的基础上往往会出现热，于是有的医家会加一味蒲公英，或连翘，或银花。

脾胃虚寒是临床上见得较多的，常用方如黄芪建中汤、附子理中汤、吴茱萸汤等。但当我们辨为脾胃虚寒用温补药的时候，一定要注意有没有邪实。如果在脾胃虚寒的基础上出现邪实，一定要先祛邪实再温补，这点是需要注意的。临床辨证明明是脾胃虚寒，怎么就越补病症越重了，补得舌苔都腻了，补得都上火了，可能就是把那一丁点邪给补住了。比如伤寒论中的朴姜夏草人参汤证，这个证表现得很像理中汤证，但用了理中汤实际上效果不好，它在虚的基础上有邪实，把这点邪实解决了，接下来用理中汤治疗，这是合适的，用药的先后不一定要留意。温补中焦的小建中汤和理中汤都是张仲景的方剂，这两张方剂区别挺大的，但是我们面对脾胃虚寒的时候容易把这两个方证给混了。张仲景在虚劳篇里用得是小建中汤和黄芪建中汤，没有用理中汤，而我们温补中焦经常用理中汤，现在善于用理中汤的医生似乎比善于用小建中汤的医生多。这两张方剂的区别在于小建中汤证脉弦，理中汤证脉不弦。两方证都是虚寒证舌象，症状可以一样，如肚子疼、拉肚子、肚子胀，舌象都可以是淡的，苔薄白的，都可以胃寒，脉象都是弱脉、缓脉、偏阴的脉，不会出现阳脉，但小建中汤证会在细弱的脉中见到弦。吴茱萸汤容易被遗忘，它治疗虚寒胃痛和上两方又是不一样的，吴茱萸汤是治肝胃的虚寒，肝胃虚寒可以出现胃痛呃逆，表现为胃的病变，在伤寒论里见过三次，少阴、厥阴、阳明病里面，并且都涉及饮

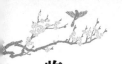

邪、寒饮，他们共有的症状是呕恶，肝胃气逆。一般在临床上遇见肝病特别容易出现肝阳上亢，特别是现在的老年人高血压病人，而经常不去重视肝阴上逆。肝阳上亢我们会用到镇肝熄风汤之类的方剂，肝阴上逆需要用吴茱萸汤。

李东垣对胃痛的治疗，从内伤着眼，他一般会用到人参、黄芪、炙甘草来益胃气，温中一般会用益智仁、吴茱萸、白蔻仁，理气一般会用木香、柴胡、青皮、陈皮、厚朴，和胃用麦芽、半夏、神曲，和血用当归、桃红。也就是从内伤角度着眼，对病机考虑得相对复杂一些。由于着眼于脾胃内伤，一般都会用到益胃气的药，也就是说相当多的内伤胃痛，李东垣在用药的时候可能类似于我们理解的拿补中益气汤来加减，这点是和现在临床医生有差别的。李东垣这种用药法对我们的启示是：在治疗胃痛时，无论虚证、实证，治疗的最终目的是希望胃气足，而千万不能把胃痛治好了，而胃气也伤损了。不要伤损胃气，要有意无意去培补胃气，只要胃气恢复正常，胃痛就不会再反复了。如果胃气越来越亏，那么胃痛即便现在治好了，它还会反复发作的，甚至发作次数会越来越多。

《丹溪心法》中说"诸痛不可补气"，这句话对后世影响特别大，不通则痛，补气会加重不通。但李东垣治胃痛，补气是常用的，朱丹溪看过、学过李东垣的书，实际上他说这句话是基于纠偏。他看到有部分医生学李东垣，老补气，离了补气药不开方，他发现疼痛这类病用补气药经常会用错，于是他就告诉他的学生碰到疼痛不要随便补气，可能他的原意是这样的。可是他的学生就给他记录下了这句话，他的书流传很广，后世好多医家都记住了这句话。他的意思是碰到痛症要注意，一般情况下不要乱用补药，但一定需要补时还得补。

《丹溪心法》中又说："大概胃口有热而作痛者非山栀不可，须佐以姜汁，多用台芎开之。"治疗胃痛，朱丹溪仍想到郁，想到用越鞠丸法。胃痛有寒有热，属于热，张仲景用黄芩、黄连，朱丹溪

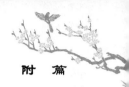

喜欢用栀子,不可单用,佐以姜汁、川芎等温散、温燥药,张仲景是佐以半夏、干姜,用意是一样的。

《丹溪心法》中又说"有因平日,以致死血流于胃口作痛,用桃仁承气汤下之,切记。"碰到瘀热作痛,瘀热出现在胃脘部,这时可以用桃仁承气汤。哪种情况会碰到呢?如果碰到一个人平时特别喜欢喝酒、吃火锅、吃大肥肉,这样时间长了有可能出现这种胃痛,或者胃溃疡的病人,见到便秘,有可能遇到桃仁承气汤证。

病案举例:

案1:武某,女,42岁。

慢性胃炎10余年,中西药物进服无数,不能愈。其夫住院,顺便求方一试。纳差胃呆,口干绝不喜饮,大便时干时稀,体瘦面白,舌淡齿痕,舌苔水滑,脉细弦。

证属饮停心下,方用苓桂术甘汤。处方:茯苓15g,桂枝9g,焦白术9g,炙甘草3g。3剂大效,持方返回老家继服。

患者拿到处方时说:"我是药罐子,吃药无数,恐有耐药性,量小怕无效,能不能开多点?"药后说:"我吃药无数,从没有吃过这么有效的药,也没有熬过这么少的药。"

吃药无数,不外乎化痰和胃的二陈汤,健脾补气的四君子汤,辛开苦降的半夏泻心汤,理气散寒的良附丸,活血调气的丹参饮等等,或补或开,单方复方,药量再大,并未治饮,不效也在情理之中。

张仲景特别重视饮邪,而我们临床上经常容易忽略饮邪,这是应该注意的。饮邪经常见到的指证,舌苔是水滑的,脉是弦的,这个弦可以是单纯的弦,也可以是细弦,可以是沉弦,总归是带有弦。而大家能看到前面这一堆方剂所有的方剂都取代不了苓桂术甘汤,四味药加起来就那么一点,就这么点药病人吃起来就会有特别好的感觉。

案 2：刘某，女，35 岁。

慢性胃炎多年，久治不愈。间歇性胃胀、反胃，纳差，便调。此女性格偏于内向，家境不顺人意，自述心情不好时胃病易发或加重。诊其舌质暗红，舌苔黄白稍浊，脉缓中夹弦。

证属中焦郁滞，升降失司。治以开郁和胃为法，方用越鞠丸。处方：苍术12g，川芎9g，香附9g，栀子12g，焦神曲12g。3剂水煎服。药后症减，继服3剂。此后患者秘藏本方，每有胃脘不舒甚时，自行配服3～5剂。

上方是一张大家熟知的越鞠丸方。百病多生于郁，"胃炎"也可因郁而生。只是前医见郁思肝，总以治肝郁为主，也能少效，但终属药证不符。书中都说越鞠丸治"六郁"，但后学者不易把六郁和具体临床病证结合起来，因此朱丹溪常见的郁证在后学者眼里见得少了，越鞠丸也经常被闲置不用。实际上，越鞠丸治郁着眼于中焦，与柴胡疏肝散、逍遥散治郁着眼于肝完全不同。真正掌握了越鞠丸方，临床会发现本方的用途很广。

我们现在几乎不认识朱丹溪说的郁证，被后世医家说的"六郁"把思想给捆住了。当我们忘记了六郁，回归到朱丹溪说的郁证上，可能就会发现临床上郁证是很多见的。这就和有个医家说过，《伤寒论》学得好的人，临床上看到的到处都是伤寒病，而没学懂《伤寒论》的人，一辈子也见不到一例伤寒病，道理是一样的。因为不认识，所以就见不着。

案 3：武某，男，42 岁。

患"慢性胃炎"多年，长期胃脘痞满不舒，有时泛酸，纳少，大便尚调，精神欠佳。舌质淡暗，舌苔黄白，脉缓。

证属中虚邪滞，寒热蕴积。治以辛开苦降为法，方用半夏泻心汤加减。处方：干姜6g，姜半夏12g，吴茱萸3g，黄芩12g，黄连6g，人参6g，炒谷、麦芽各12g，炙甘草3g。5剂水煎服。

药后症状明显好转，上方加减服用40余剂，临床痊愈。

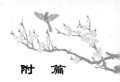

慢性胃炎，多数并不难治，老百姓都知道"寒火胃病"。本案辨证、选方、用药并无特殊之处，前医不效的原因，可能与倚重中、西医结合有关，也可能与不辨证有关。

案 4：张某，男，55 岁。2008 年 2 月 18 日初诊。

"老胃病"多年，两年前加重。经行"胃镜"检查提示"慢性浅表性胃炎"。试用"奥美拉唑"口服有效，医生建议其连服 8 周，每日早、晚各一粒。患者连服 10 周，服药期间无明显不适，但停药 1 周，诸症又复，于是对西药失去信心。2 年来服用较多中成药和中草药，但见效平平，经人介绍来诊。诊见：胃脘不畅，下午及晚上出现泛酸、上逆。纳食欠佳，大便尚调，口气较重。舌质淡暗，舌苔薄白黏，脉细弦缓。

证属中虚，升降失司，胃气上逆。治以辛开苦降法。处方：干姜 6g，姜半夏 9g，黄芩 12g，黄连 3g，吴茱萸 3g，党参 6g，枳实 9g，枳壳 9g，炙甘草 3g。3 剂水煎服。

2008 年 2 月 25 日二诊：诸症未减，每次服药后 1 小时左右出现胃痛，移时自行缓解，停药后仍有胃痛时发。舌脉同前。上方去枳壳加乌贼骨 18g，炒谷、麦芽各 15g，5 剂水煎服。

2008 年 3 月 6 日三诊：上方服第一剂即感胃内久违了的舒适感，胃痛未发。服完 5 剂，诸症俱已消失。现纳食明显增加，胃脘无不适（患者补诉自己服上药都是早晨空腹顿服）。嘱上方 2 日服 1 剂，继服 5 剂。

这个证辨起来也不典型，不好辨。对于胃脘部的病证，只要没有过多的证据反对使用半夏泻心汤，而又没有更合适的方剂可供选用，我经常用辛开苦降法，使用半夏泻心汤加减。胃脘部不畅，痞、满、酸、逆，先让中焦恢复升降。

反思药后出现的胃痛，是不是半夏泻心汤在起作用？有可能。每次药后 1 小时左右出现胃痛，可能正是药效最大的时候，这时候胃痛可能是胃想和降但和降不了的结果。也许第一张方不加减继续

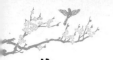

往下用也会有效。

清代医家陈修园对经方的认识是"非此方不能治此病,非此药不能成此方,所投必效,如桴鼓之相应"。临证处方要达此境界,不易!

案5:高某,女,80岁。2004年9月8日初诊。

患者是山区农民,素体偏瘦,但精神尚好。近一年来胃痛频发,经当地医院诊为"胆石症",建议手术治疗。患者及家属不接受手术治疗,电话中告知病情。

试处下方:柴胡40g、黄芩40g、姜半夏40g、生白术120g、鸡内金90g、陈皮40g、茯苓40g、焦山楂60g、赤芍药60g、枳实40g、郁金30g、炒麦芽30g、生大黄10g、芒硝30g、炙甘草20g。1剂研细末,炼蜜为丸,每丸重10g,每服1丸,日服2次。

2005年8月30日电话告知,老人服上药后,胃痛未发,纳食很好。要求今年冬天服补药调补身体。处方:焦白术200g、鸡内金200g、枸杞子100g、怀牛膝40g、柴胡30g、赤芍药40g、枳实30g、石菖蒲30g、炙甘草30g。1剂研细末,炼蜜为丸,每丸重10g,每服1丸,日服2次。

面对高龄患者,无论何病,顾护、调治脾胃为不二法门。

第一张方剂是治疗胆石症的常规用方,只是注重中焦,我还是着重于中焦。结石病引起胃痛发作,在中医里还是属于腑气不通,方中10克大黄、30克芒硝,这个量不算大,配有大量护脾胃的,基本上不伤脾胃。

只要是高龄患者,慢性病,久病,不管是啥病,治疗先从中焦入手。只要病人能吃能喝能长肉,这就没事,身体不好的小孩也是一样的。治脾胃,临床时间越长,越能感觉到脾胃的重要性。当代临床大家岳美中说,我一开始是学张仲景的,我前半生特别喜欢用经方,但是当我老年后特别喜欢李东垣,我发现用李东垣的东西,对于久病老年人的病变效果很好。李东垣的东西和张仲景的东西截

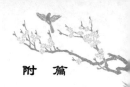

然不一样,但都是很有用的,像这种用药法,看起来找不着李东垣的影子,但毫无疑问受到李东垣的影响,受到易水学派的影响。治国安邦需要王道,面对一个老人,无论是啥病,都需要"治国安邦"。不要总想怎么把这个病除了根,你首先应该想怎么能让老人活着,更好地活着。胆结石,我不一定要把它消掉,平安无事让你不疼就行了,就让你在身体里长着。老年人有啥病就让他有着吧,咱们只是把这个正气给维护住,让他先后天不要绝了就没事。

(徐春丽、白建宏整理)

天道酬勤

（跋一）

宝剑锋从磨砺出，梅花香自苦寒来。

只有好好地接受磨砺，才有可能成为宝剑；只有默默地承受苦寒，才可能有朝一日怒放。

谁也不需要羡慕别人的成功，羡慕是无用的，而"见贤思齐"是有用的，他是把你喝咖啡的时间用在了学习和思考上了。

当老高把教材的内容整理在一张一张白纸上时；
当老高夹着一个大大的黑本子在图书馆里摘录东西时；
当老高在一本又一本的小本子里记满名医的思想时；
当老高一次又一次在灯下备课时；
当老高尝试着把思想整理成文字投给杂志报社时；
当老高努力把中医化成故事讲给外行时；
当老高把厚厚的书稿整理完成探讨书名时；
当老高围着炉子、煮着土豆和学生们畅谈中医时；
当老高披着衣服和弟子们分析病例时……
别人都在做什么？

每个人都可以努力，每个人都有别人不可复制的优势，只要你想成为名中医，你就一定可以。只要你忍受得住板凳的冷，只要你忍受得住学习时的清贫和寂寞，只要你能咬紧牙关度过失败时的彷徨，只要你能懂得与繁华的尘俗保持一点距离……

欲速则不达！

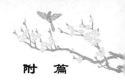

不求而自来!

当不再抱怨"天道酬勤"的时候,当我们已经忘了炫耀自己的勤劳,当明白了一切都有其自然规律,成功就会轻轻地来到。到那时,你成为的不是老高,是你自己——一个活明白了的自己,一个笑对得失的自己,天地中独特的一分子。

老高,是一个仍在前进着的参照,一个又一个名中医前进的坐标和动力。

期待老高和他的弟子们都能在中医的历史里书写更好的自己,而我们也都会努力。

山西中医学院中西医结合医院名中医工作室

张英栋

2013 年 12 月

授人以鱼，不如授人以渔

（跋二）

有一壶，名曼生。"内清明，外直方，与尔偕藏"。

读王旭峰《茶人生三部曲》时，总觉得这句话很有味道，便不自觉记了下来。此时随性想来，发觉此壶与中医倒有些相近。千年老壶，细工雕琢固然是好，然只有日复一日茗茶的滋润才可使它愈显珍贵。这便是那一丝清明——茶香缭绕，却也润物无声。

若以中医喻壶，平凡便是清明；若以学者喻壶，师道可属茶香。人们大多追求高深莫测的玄理，只道高深莫测，却不想高深莫测的只是自己的思想。自古众人皆言成大医者，非有大智不能。然真正的大智又是什么？

"大智若愚！"我如是评议。

跟师学习两年，总觉得老师有一种不同寻常的东西，这种"不同寻常"细细探究起来平淡无味，偏偏就是神奇。跟老师出门诊大多是一种"煎熬"，病人很多，四五分钟一个。常用的药，平平的剂量，抄起来就那么两三行，几乎没有任何可以吸引人眼球、让人兴奋的地方。然而当越来越多的人"处心积虑"寻找老师只为那几味"不起眼"的中药时，这种"煎熬"似乎也有了它的甘甜。这便是老师的精彩。那些看似不起眼的相同，同时也蕴含了很大的不同：是精确的剂量比例，是对病性寒热虚实的准确把握，多1克少1克的不同，多一味少一味的差异，即使用1克也胜过旁人的洋洋洒洒。这要求精准，也要求不落俗套。老师的思维与别人不同，比如面对一个发烧的病人，大多数人的思考是怎样让他"不烧了"，而老师却在想怎样让他"不会烧了"。仅仅一字之差却相隔很远。

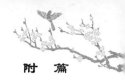

这是老师经常说的"治人而非治病"。然而目前为止,我依然只是知道,体会不到,更不会用。

这就是思想,也是师道。好的老师教人以思考,老师如是。记得刚开始跟老师抄方子时,曾因老师在方中用了 6g 玫瑰花而困扰了很长时间。当时询问,老师的回答却不能消除我的疑惑。那时总想着玫瑰是一种花,和药的概念相差很大。从药效的角度考虑,它又太温和,似乎起不了什么作用。然现在想来,却正是这种"温和"起了作用。"断推气分药中,最为捷效而最为良驯"。这是前人对它的评价,也指出了它必不可少的一面。

很多时候我总在想,跟老师学习,学到了什么?看过师兄师姐们分析老师病案的文章,他们对老师思想与用方的解读很是深入,每一篇读后都会让人受益匪浅。起初我也正是因为这些文字,知道老师并决定跟随老师的。只是如今,我根本无法达到他们那样的深度,甚至连最基本、最浅显的分析都未必可以做到。那么,我究竟学到了什么?

思考。或许这是我的收获。会不自觉地思考,也会因为老师的某句话,某个问题,甚至于某个笑话而思考。会很长时间去思考同一个问题,也会因为某个触动重拾曾经搁置的疑惑。这种思而所得会让人很有成就,忘了时间,忘了周遭的一切,莫名的高兴与苦恼,仿佛与世隔绝,却一点也不孤单。喜欢读叶天士,也喜欢写叶天士。总在老师的处方中寻找与叶天士的契合,或因为对两者某方面的灵感去解读对方。虽然浅显,或许还有些牵强,但这是一种开始。因老师而引导的开始。

中医之路,漫长却并不深奥,深邃却并非神秘。它只是平平淡淡,有如茶香,若有若无。于是,我想说:

有一术,名岐黄,内清简,外浑圆,愿与尔藏。

裴晋云

2013 年 12 月